La perversion

Renverser le monde

Groupe Eyrolles
61, bd Saint-Germain
75240 Paris cedex 05

www.editions-eyrolles.com

Avec la collaboration de Cécile Potel

Dans la même collection :
Saverio Tomasella, *Le Surmoi*, Eyrolles, 2009.
Virginie Megglé, *La Projection*, Eyrolles, 2009.
Jean-Charles Bouchoux, *La Pulsion*, Eyrolles, 2009.
Christine Paquis, *Le Fantasme*, Eyrolles, 2010.

Du même auteur :
Oser s'aimer – Développer la confiance en soi, Eyrolles, 2008.
Le Sentiment d'abandon, Eyrolles, 2010.

Avec Christine Hardy et Laurence Schifrine :
Habiter son corps – La méthode Alexander, Eyrolles, 2006.
Avec Gilles Pho :
Vivre en relation – S'ouvrir et rencontrer l'autre, Eyrolles, 2006.
Avec Catherine Podguszer :
Personne n'est parfait ! – Accepter ses différences, Eyrolles, 2005.
Avec Karin Trystram :
Le Couple, si on en parlait ?, Eyrolles, 2006.

© Groupe Eyrolles, 2010
ISBN : 978-2-212-54693-4

LES MOTS DE LA PSYCHANALYSE

Saverio Tomasella

La perversion

Renverser le monde

EYROLLES

À *mes patientes et mes patients*

Je remercie mes collègues psychanalystes qui m'ont aidé, au fil de nos échanges, à mieux comprendre les réalités de la perversion.

C'est bien parce que la perversion est désirable, comme le crime, l'inceste et la démesure, qu'il a fallu la désigner non seulement comme une transgression ou une anomalie, mais aussi comme un discours où s'énoncerait toujours, dans la haine de soi et la fascination pour la mort, la grande malédiction de la jouissance illimitée.

E. Roudinesco, *Cette part maudite de la société*

Sommaire

Introduction

Celui dont je n'accueille plus le visage,
je le vide de son humanité et je m'en vide moi-même.

C. Bobin, *L'homme qui marche*

Suis-je pervers ? Comment repérer ce qui est juste et ce qui ne l'est pas ? Ce qui est humain ou humanisant, et ce qui ne l'est pas ? Pourquoi certaines personnes me font-elles plus peur que d'autres ou me mettent mal à l'aise, m'intriguent, me fascinent ? Comment repérer les manœuvres abusives, les manipulations, les tentatives d'influence ? Que représentent exactement la haine, la jouissance, la séduction ? Comment penser le pouvoir, l'emprise et la domination ? Qu'est-ce que la perversion ? Un jour ou l'autre, ces questions vives apparaissent dans notre existence. Elles demandent des réponses claires et précises.

« Orpheline, j'ai été élevée par ma grand-mère. Elle a été très sévère avec moi. Elle m'a empêché d'avoir une vie heureuse par sa domination tyrannique… Pourtant, je lui trouve des circonstances atténuantes. Suis-je malade ? Est-ce un signe de faiblesse ? Je voudrais me libérer de son emprise. Ma plus petite bêtise d'enfant était vue par elle comme une grave faute d'adulte. Souvent, je revis avec douleur des scènes de ma vie d'enfant. Il ne fallait pas que j'existe par moi-même, mes pensées devaient être les siennes. Je ne me révoltais pas ! Pourquoi ? Elle me manipulait comme elle voulait. J'étais sous son emprise. »

Beaucoup d'écrits récents traitent de la perversion. Ils dressent les portraits des « pervers », avec parfois des conseils pour leur faire face ou les éviter. Le risque de ces approches est de placer la question à l'extérieur, *hors de soi*, en la décrivant avec plus ou moins d'exactitude et de vraisemblance, mais sans donner les moyens de la résoudre. Pour vraiment comprendre les arcanes de la perversion, il est préférable de l'appréhender de l'intérieur, autant dans ses mises en acte délibérées que dans ses nombreuses formes d'acceptation plus ou moins aveugles et serviles.

Partir des idées communément admises sur ce thème nous permet d'approcher peu à peu les multiples facettes de l'univers déshumanisé de la perversion et ses fonctionnements très particuliers. Il convient aussi de creuser la question, de mettre en lumière toute la complexité et la profondeur de la perversion, afin de la comprendre et de s'en dégager. De Freud à aujourd'hui, qu'avons-nous appris ? Comment repérer les stratégies perverses ? Penchons-nous plus avant sur les mécanismes de la perversion…

Partie 1

Du comptoir au divan

Le personnage pervers :
du démon à la caricature

Mal nommer les choses, c'est ajouter au malheur du monde.

A. Camus

Un peu d'histoire

Dans l'histoire artistique, médicale autant que religieuse, le « pervers » est exposé à l'opprobre publique : à distance, en vis-à-vis, face à soi et loin de soi. L'accusation creuse un fossé protecteur entre soi et autrui. Il s'agit d'un autre tout autre, celui qui dérange l'ordre établi et que l'on peut condamner, voire lapider[1]. Les procès d'Inquisition en sont l'exemple type[2]. La perversion est presque systématiquement située en dehors de soi, dans une extériorité défensive et protectrice, s'appuyant sur les codes de la morale sociale d'une époque, qui édicte les règles de ce qui est acceptable, ou correct, et de ce qui ne l'est pas.

---

1. Lire le récit de la jeune fille amoureuse d'un jeune homme autre que son promis, Jean 8 (1,11), et Lytta Basset, *Moi je ne juge personne*, 2003.
2. *Galilée ou l'amour de Dieu*, film de Jean-Daniel Verhaeghe, France, 2006.

De son côté, le langage courant désigne le pervers comme une personne abjecte, fourbe, ignoble, mais surtout méchante, malade ou foncièrement mauvaise. Un individu corrompu, malhonnête, sans scrupule et sans aucune droiture, qui ne peut s'empêcher de dégrader, de détruire, de salir[1] ou qui se plaît à commettre des actes « immoraux ». Le qualificatif « pervers » est également utilisé pour désigner un personnage débauché, impudique, indécent, libidineux, obscène ou obsédé[2]. Pour la plupart des gens, le pervers est souvent un déséquilibré, un détraqué, un insensé, voire un « maniaque[3] », notamment sexuel – exhibitionniste, voyeur, délinquant ou criminel sexuel.

Plus précisément, le verbe « pervertir » vient de deux termes latins : *per* qui veut dire « par », ou « pour », et *vertere* qui signifie « inverser » ou « retourner ». Pervertir désignerait donc les actions de « troubler », de « renverser » et de « dévoyer », c'est-à-dire de « mettre quelqu'un sens dessus dessous », de « faire mal tourner » une situation, de la « faire tourner à son avantage et au désavantage de l'autre » ou de « détourner une personne de ses intentions premières ».

Le latin ecclésiastique du IIIe siècle utilisait ce verbe pour désigner toute opération de falsification d'un texte et, par extension, une volonté de mystifier ou de corrompre l'autre.

---

1. Salir ou saloper : souiller. De cette racine découlent les termes « salaud » et « salope ».
2. Personne obnubilée par certaines « idées » récurrentes et envahissantes.
3. Personne excitée qui ne peut s'empêcher d'accomplir répétitivement certains « actes ».

Pas de connotation sexuelle jusqu'au XIXe siècle bourgeois, qui centrera surtout sa répulsion de la perversion sur des critères de « bonnes mœurs » ayant directement trait à la sexualité.

À partir des XIe et XIIe siècles, le mot « pervers » désigne ce qui est « appliqué à contresens », retors, roué, vicié ou vicieux. Depuis lors, le pervers désigne une personne « portée à faire le mal », ayant choisi d'exister dans le registre de la *cruauté* et de l'*inversion*. Néanmoins, à la suite d'une certaine interprétation de la révolution sexuelle de 1968 et des années hippies, il peut arriver que la perversion soit valorisée par certains groupes sociaux : elle est alors présentée comme une panacée de la jouissance et le pervers comme un héros cynique ou libertaire, sans foi ni loi.

Dans un registre plus personnel, le pervers – qu'il soit honni ou idolâtré – est décrit comme un individu qui nie l'autre et l'utilise. Suivant bestialement ses instincts, qu'il prétend irrépressibles, le pervers jouit de transgresser la loi, autant que d'inciter les autres à la transgresser, en les avilissant… et, si possible, en les poussant à jouir, à leur tour, de cet avilissement.

Aujourd'hui, la littérature technique, largement relayée par les médias, présente le pervers (femme ou homme) comme une personne imbue d'elle-même, qui essaie de créer une dépendance chez sa proie en s'attaquant à son intégrité, afin de l'affaiblir et de la dominer. La personne perverse détruit l'amour, la confiance, l'estime que l'autre a de lui-même. En même temps, elle cherche à faire croire que cette dépendance envers elle est irremplaçable et que c'est l'autre qui la réclame[1]. Ces tactiques traduisent déjà les actions de *renverser* et de *retourner* que révèle l'étymologie même du verbe « pervertir ».

L'histoire n'est pas la seule à pouvoir nous éclairer. Dans la littérature[2] et le cinéma, les artistes présentent les petits et grands pervers (les hommes comme les femmes), qui ne manquent pas de parsemer les mythologies, autant que les histoires sociales, familiales ou individuelles, depuis la nuit des temps.

Le débauché

Il s'agit d'un des personnages classiques des films et des romans[3], très présent dans l'œuvre de Luchino Visconti, entre autres. Ce réalisateur décrit subtilement les entrelacs entre secret, hypocrisie sociale et perversion[4].

> Dans *Senso* (1968), par exemple, le personnage du lieutenant est partagé entre idéal inaccessible, mensonge, dépravation puis destruction : la concupiscence insolente sert de masque à sa déraison et surtout à son désespoir. Il s'interdit de vivre un amour véritable avec une femme qu'il respecte, car il s'en croit indigne. Chez ce person-

---

1. Se reporter, par exemple, à Alberto Eiguer, *Le Pervers narcissique et son complice*, 1996.
2. Nous reviendrons plus tard sur les écrits du Marquis de Sade, ainsi que sur *Les Liaisons dangereuses* de Choderlos de Laclos (1782).
3. Cf. la figure maintes fois reprise de *Don Juan* et la caricature du séducteur *Casanova* proposée par Federico Fellini en 1976.
4. Voir la démonstration magistrale de sa dernière œuvre, *L'Innocente*, 1976.

nage, une part maudite de lui-même l'empêche de croire en sa valeur, donc de se respecter et de respecter les autres. Pour rester « loyal » envers cette croyance imaginaire mais terriblement efficace, il croit devoir briser la relation qui le lie à la comtesse. Il emploie toute son énergie à détruire la force et la beauté de leur lien, notamment en lui préférant une catin avec laquelle il s'exhibe. L'enlisement dans la débauche le mène à la désertion et à la trahison, puis inéluctablement à la mort : il sera fusillé.

Le salaud

Bien entendu, la perversion n'est pas qu'une question sexuelle. Elle revêt des formes très multiples.

Lucien Lacombe[1] est un jeune homme arriviste sans scrupules. Fils de paysans du Lot, il fait des ménages en ville dans un hospice. Lorsqu'il retourne pour quelques jours chez ses parents en juin 1944, son père a été arrêté par les Allemands et sa mère vit avec un autre homme. Il rencontre un de ses anciens instituteurs, chef du Maquis, et lui demande d'entrer dans la Résistance, mais celui-ci refuse. Une crevaison de vélo le conduit dans les locaux des auxiliaires français de la police allemande. Les policiers lui soutirent sans peine le nom du responsable du Maquis. Lucien se trouve embrigadé dans la police allemande qui le paye pour infiltrer le réseau de la Résistance locale. Le jeune homme jouit ostensiblement du pouvoir qui lui est confié. Il rencontre Albert Horn, un tailleur juif caché dans la région. Il profite de son ascendant pour s'installer chez lui, l'humilier et séduire France, sa fille.

---

1. Film de Louis Malle, 1974.

N'en pouvant plus, le vieil homme se livre lui-même à la Gestapo. Lucien s'enfuit avec France et sa grand-mère, alors même qu'il s'apprêtait à les faire arrêter...

La diabolique

Comme nous l'avons déjà précisé, la perversion n'est pas moins *Une affaire de femmes*[1] que d'hommes. Elle n'est pas une affaire de sexe, mais de *pouvoir*.

La meurtrière et empoisonneuse *Lucrèce Borgia*[2] pourrait être une des figures de proue de la corruption et de la vilénie du côté des femmes. L'énigmatique et machiavélique Catherine de Médicis n'est pas en reste, loin de là. Épouse du roi Henri II de Valois, reine de France, puis régente, elle a joué un rôle trouble dans la recherche d'une impossible réconciliation entre catholiques et protestants[3]. Malgré un mariage tactique avec Henri de Navarre qu'elle impose à sa fille Marguerite, elle influence son fils le roi Charles IX et commandite en sous-main le massacre de la Saint Barthélémy, commencé à Paris dans la nuit du 24 au 25 août 1572. Impérieuse et tyrannique, la reine mère proposée par Patrice Chéreau[4] est complètement démoniaque : elle favorise inceste et dépravation au sein de sa propre famille, humilie puis destitue les uns pour promouvoir les autres afin de mieux les tenir sous sa coupe, ourdit complot après complot, fait périr qui la

---

1. Film du réalisateur Claude Chabrol, (1988 pour le film cité ici), dont l'ensemble de l'œuvre tente de révéler les rouages invisibles des familles incestueuses et des systèmes pervers.
2. Pièce de théâtre de Victor Hugo, présentée la première fois en 1833.
3. Voir le film *Saint Germain ou la négociation*, Gérard Corbiau, 2003.
4. Film de Patrice Chéreau, *La Reine Margot*, 1994.

dérange ou lui tient tête, empoisonne ses ennemis et jusqu'à son propre fils, restant fausse et de marbre en toute circonstance.

Pourquoi les personnages du « diable » et du « démon » ont été associés aux manifestations de la perversion ? Pour tenter d'exprimer et de représenter cette insaisissable réalité que serait le « mal » ? Que veut donc dire diable ou diabolique ?

À l'inverse de *symbole* (uni, unifié), *diabole* signifie « divisé ». Telle est la stratégie perverse par excellence : « diviser pour régner[1] », c'est-à-dire atomiser et désolidariser pour dominer.

À ce stade de notre recherche, nous percevons que la perversion ne peut pas être considérée seulement comme le fait d'une personne, mais bien plus comme la réalité d'une *configuration*[2] (ou d'une organisation) faite d'*interactions complexes* au sein d'un ensemble (couple, groupe, institution), dont les règles de fonctionnement semblent *tourner à l'envers*, parfois jusqu'à la folie.

Le film *Les Damnés*[3] illustre de façon remarquable la descente aux enfers d'une très puissante famille d'industriels allemands durant la montée du nazisme. Un jeune homme ambigu, criminel et cruel, tourmenté par ses manies

---

1. MACHIAVEL, *Le Prince*, 1532.
2. Les sensations et les images, proposées par les patients en séance, *tournent* autour des mêmes signifiants : prison, souterrain, labyrinthe, tour, escalier, toile d'araignée, spirale, tourbillon, cyclone, etc.
3. *La caduta degli dei* (Les Damnés), Luchino Visconti, 1970.

incestueuses et dominé par une mère hypocrite, une femme monstrueusement ambitieuse et son amant meurtrier, un nazi fanatique, une jeune mère sincère et amoureuse arrachée à son mari gênant parce que trop lucide, sont les personnages fantomatiques d'une peinture très réaliste de la perversion dans ses moindres détails, ses multiples engrenages et ses implacables ravages. Jusqu'à la barbarie, qui en est la configuration extrême.

S'il est vain de céder à la facilité en se cachant derrière tel ou tel « pervers », il devient nécessaire de repérer les *systèmes* pervers, leurs *rouages* et leurs *fonctionnements*…

Jeux de dupes, miroirs et lâchetés :
ni vu ni connu

Qu'est-ce qu'un système ? Il s'agit d'un ensemble d'éléments en interaction dynamique, organisés en vue d'en maintenir la structure, les rouages et les fonctionnements. Lorsque le système est une organisation sociale, même limitée, les éléments qui interagissent sont des personnes.

Dans la réalité de ses manifestations, la perversion ne peut prendre place que dans certains types de systèmes. Le ciment de ces systèmes est le *déni de la réalité*, sa négation, son refus.

Nous reviendrons plus loin sur les modalités précises du déni (voir la page 46) ; pour l'instant restons à ce qu'en retient la sagesse populaire ou l'intuition des artistes : l'art de falsifier, de mentir, de truquer et l'habileté à mystifier.

Ne pas se mouiller

De nombreux stratagèmes sont conçus et mis en œuvre pour éviter la confrontation avec la réalité. Une façade de neutralité permet de ne pas se déterminer, de ne pas prendre position. Le but est de rester « rester hors je » (hors sujet).

Les pièces de Marivaux mettent souvent en scène des personnages qui se camouflent derrière quelqu'un d'autre. Le mou, apparemment gentil, ne dit ni qui il est, ni ce qu'il pense. Il cherche à « voir ce qui se passe » ou à « jouer sur plusieurs tableaux » à la fois. Dans *La Fausse Suivante ou le Fourbe puni* (1724), Lélio est un homme calculateur qui cherche à se défaire de deux engagements auprès d'une comtesse, l'un de mariage, l'autre de dettes, pour pouvoir épouser une femme plus fortunée qu'elle. Il finit par être démasqué par la riche « demoiselle de Paris » qui s'était travestie en chevalier.

Pour *ne pas se mouiller*, certaines personnes se rendent invisibles aux autres. Elles adoptent une position en retrait, ne s'impliquent pas et restent dans le flou.

Cette forme raffinée de *désistement* constitue une tentative pour instaurer un système pervers par le biais du déni. Certains individus se débrouillent pour ne pas se positionner, adoptant un consensus mou[1]. Sous prétexte de ne pas « juger », ou pour laisser l'autre s'exposer, il est facile de se camoufler et de refuser la clarté. L'individu qui choisit de « rester hors je » opère une mise hors sens de la relation. Sa complaisance brouille les repères. En prétendant s'appuyer sur une « relativité » supposée, il effectue en réalité une banalisation[2] et une réduction de la situation.

---

1. Ce refus délibéré de se situer et d'exprimer une position personnelle est un fondement de ce que l'on appelle couramment « l'imposture ».
2. La « banalisation » est un procédé par lequel un individu ou un groupe essaient de faire passer ce qui est non humain (barbare, cruel, dégradé, rudimentaire ou trivial) pour de l'ordinaire et du quotidien concernant tout un chacun. Banaliser revient à faire passer des déviances inacceptables pour des généralités auxquelles il serait convenu de se résoudre sans broncher.

Tartuffe ou le faux candide

Les tactiques visant à détourner la réalité constituent des mécanismes intentionnels. Il s'agit de *leurrer* l'autre, de l'embrouiller.

> La mère de Pierre était une « femme facile », aguichant volontiers les hommes. Enfant, Pierre n'a pas supporté d'être le fils de cette mère-là : il l'a donc travestie en « femme d'honneur ». Aujourd'hui, il reproche avec virulence à sa compagne, pourtant particulièrement tranquille, d'être « une traînée » et de « chauffer du regard les hommes qu'elle rencontre » ! Le vécu honteux de Pierre est trop douloureux ; plutôt que de s'y confronter, il en revêt sa femme.

Une autre forme de *falsification* concerne la culpabilité (réelle) que l'on veut cacher en faisant porter à l'autre « le masque du monstre ». Accuser autrui permet de continuer à faire « bonne figure » et se décharger de sa responsabilité.

> Chantal se définit comme « paradoxale ». Cette femme inaccessible avait mis en place un fonctionnement lui permettant de ne pas voir ce qu'elle rejetait en elle. Chantal réussissait à se persuader de l'ignominie des autres, les rendant responsables de ses moindres déboires. En même temps qu'elle se déresponsabilisait, elle se plaignait de « ne pas être belle ». Dans les phases où elle avait recours au mensonge pour ne pas se remettre en question, Chantal accordait un soin particulier à ses vêtements et à son maquillage. Rien n'y faisait : ses grimaces exprimaient, à son corps défendant, ses intentions malveillantes et ses agissements irrespectueux envers son entourage…

L'extériorisation d'une partie de soi pour en revêtir l'autre peut aller jusqu'à le présenter comme un personnage *ignoble*, inventé de toutes pièces.

Martine a épousé un homme pour confirmer sa place dans la société et « obtenir une reconnaissance dans sa propre famille ». Son mari est affable, il « gagne bien sa vie ». Le père de Martine, militaire, trouve son gendre « trop faible ». Inconsciemment soumise à ses parents, Martine va faire siens leurs discrédits et leurs jugements à l'égard de son mari. La relation de couple se dégrade au détriment des époux eux-mêmes, sans qu'aucun motif réel n'en soit à l'origine. Martine ne voit plus son mari que sous les traits du « faible » et du « minable ». Martine justifiera son divorce par un montage imaginaire : elle réussira à se faire passer pour une « femme battue », ce qui n'était pas le cas, et accusera même à tort son mari, maintenant présenté comme « violent », de « harcèlement moral » à son égard. Ces arguments mensongers lui permettent de faire accepter son divorce à ses parents et ses amis.

Dans les institutions perverses (clan, entreprise, État), « la fin justifie les moyens ». Le déni (négation de la réalité) débouche sur un réseau de mensonges falsificateurs[1].

Le miroir aux alouettes

Pour parvenir à leurs fins, d'autres vont tenter de faire *illusion* sur eux-mêmes ou de travestir la réalité. Il s'agit d'imposer une image de façade, de fausser la juste perception que l'autre se fait d'une personne ou de la réalité.

---

1. Pour être complet, une étude des religions, de leurs dogmes et de leurs institutions politiques serait indispensable. Lire M. BELLET, *Le Dieu pervers*, 1998.

Corinne est une jeune femme d'affaires. Elle n'a pas encore trente ans, mais déjà beaucoup de pouvoir. Un mariage avec un homme politique et des appuis familiaux l'ont propulsée très vite « au sommet ». Dans le « milieu » où Corinne travaille, elle croit indispensable de se mettre en valeur. Corinne use de ses charmes pour agripper les regards, capter l'attention, focaliser l'autre sur elle par le biais de son apparence physique. Corinne a recours à une intervention de chirurgie esthétique. Elle veut « absolument plaire » aux hommes, « s'en sert pour réussir » dans ses affaires et « faire signer des contrats juteux ». En même temps, elle se plaint que les hommes ne voient en elle « qu'un objet sexuel ». Elle les trouve « machistes » ou « misogynes ». Alors, elle redouble d'habileté pour mettre ces hommes-là sous sa coupe et « forcer leur respect ».

Corinne considérait son corps comme un outil qu'elle devait soumettre à sa volonté. Elle avait avec les autres le même rapport qu'avec son corps : des instruments soumis à son pouvoir. Elle s'était créé un personnage factice pour augmenter son ascendant sur les autres.

Ce procédé peut aller très loin : jusqu'à la *mystification*.

Le film *Vincere*[1] en est une démonstration pathétique : pour faire oublier sa deuxième femme et l'enfant qu'il a conçu avec elle, Mussolini fait enfermer de force Ida Dalser dans une institution psychiatrique. Le but des psychiatres et des infirmières est de contraindre Ida à croire qu'elle est folle et qu'elle invente une fable qui ne tient pas debout. Séparée de son enfant, Ida tient bon malgré tous les mauvais traitements qui lui sont infligés : elle ne

---

1. Film de Marco Bellocchio, 2009.

délire pas ; elle est la femme du Duce. Sa persistance à affirmer la vérité la condamne à rester enfermée jusqu'à la fin de ses jours. Devenu jeune adulte, son fils se suicide.

Ainsi, les systèmes fondés sur le déni engendrent la perversion. Cependant, qu'en est-il de leurs rouages ?

Fasciner pour abuser, engloutir ou utiliser : influence et manipulation

Les systèmes organisés autour de la perversion sont des *systèmes d'influence*.

La littérature romanesque ou théâtrale présente avec pertinence la perversion selon les critères du mal commis envers autrui, de la mauvaise volonté systématique, de la malveillance, des actions malfaisantes, des faux témoignages, de la perfidie, du vandalisme, etc. La vie quotidienne (en famille, au travail, dans la rue, les transports et les magasins) en fournit également de nombreux exemples.

Sous influence

L'*influence* cherche à forcer l'adhésion d'autrui à une conception de soi, de l'existence, du monde, à une fausse croyance ou à une idéologie spécifique. L'influence est très utilisée en politique, mais aussi en marketing. Elle est un instrument de pouvoir qui caractérise les systèmes despotiques dans lesquels il s'agit de convaincre, de forcer et de rallier à sa cause, voire de maîtriser l'individu dans l'ensemble des aspects de son existence. Lorsqu'elle est radicale, l'influence vise un esclavage durable de l'autre, ou sa destitution, comme dans le film saisissant *Une femme sous influence*[1].

> Fantaisiste et spontanée, Mabel perd peu à peu la raison face aux absences répétées de Nick, son mari, à l'acharnement hargneux, à son encontre, de la mère de celui-ci, et à la complicité de l'entourage.

Se jouer de l'autre

La *manipulation* est un mécanisme très répandu. Il peut être ponctuel, ou utilisé systématiquement pour mettre autrui sous influence. Manipuler signifie « manier, mélanger, troubler », au sens propre, et « dominer », au sens figuré. La manipulation s'appuie sur la pulsion de l'autre et sur la tentation que représente la jouissance. Elle est une forme d'influence orientée vers l'action : l'autre est poussé à accepter malgré lui, d'agir à l'opposé de ses convictions, de ses intérêts, de son intégrité ou de ses valeurs.

> Uriah Heep[2] est le secrétaire sournois et faussement modeste d'un notaire de province. Trop faible pour affirmer son autorité et mettre fin aux manigances de son clerc, le notaire perd peu à peu le contrôle de ses affaires au profit de Heep, qui dépouille ses clients. Dickens décrit admirablement les manœuvres visqueuses du secrétaire félon, qui empoisonne ses proies comme une araignée anesthésie les moucherons pris dans sa toile...

---

1. *A woman under the influence* (Une femme sous influence), John Cassavetes, 1974.
2. C. DICKENS, *David Copperfield*, 1850.

Certaines méthodes de vente sont des formes de manipulation très sophistiquées, de même que l'enrôlement dans un groupe (même s'il n'est pas religieux ou sectaire) ou la fascination qui pousse à s'égarer dans une sexualité qui n'est pas la sienne. Les maniaques sexuels, les pédosexuels[1] et les psychopathes (tueurs en série, par exemple) sont d'habiles et redoutables manipulateurs[2].

L'influence et la manipulation sont des moyens utilisés pour *mettre la main* sur l'autre[3].

Main basse sur l'esprit

La *mainmise* sur autrui est une mainmise sur l'esprit, c'est-à-dire sur sa pensée. Qu'elle se manifeste dans la relation du parent à l'enfant, du professeur à l'élève, du thérapeute au patient, de l'employeur à l'employé, dans la relation affective ou sexuelle, au sein d'un groupe, la mainmise se caractérise par un empêchement durable et profond à penser par soi-même, donc à donner du sens à ses expériences et à son existence.

---

1. « Pédosexuel » est le terme psychanalytique et psychiatrique désignant ce que les médias nomment à tort « pédophilie » (littéralement amour de l'enfance), soit un adulte ayant des relations sexuelles avec un enfant.

2. Un « psychopathe » est un déséquilibré dont la perversion est mise en acte jusqu'au viol, sous toutes ses formes, et la folie agie jusqu'au meurtre, par des mises en scène de l'horreur, volontairement démonstratives, provocantes et terrorisantes. Voir le film *Seven*, de David Fincher, 1995.

3. Expression imagée qui signifie *dominer* l'autre pour le *posséder* et en *disposer*.

> Paul précise la « spirale » dans laquelle le fait « chuter »
> un collègue irrespectueux : « Je ne sais plus qui je suis, où
> je suis, où j'en suis, ce que je veux, ce que je ne veux pas.
> Je n'arrive plus à comprendre dans quelle situation je me
> trouve… Tout tourne en moi et autour de moi. Je n'ai
> même plus la capacité de réfléchir à ce qui m'arrive. Je
> me sens immobilisé, paralysé. »

Le sujet est sidéré, pétrifié. Il se sent « en danger ». Même
s'il s'en rend compte, il lui semble qu'il ne peut rien faire
pour se dégager de la prison dans laquelle il se trouve
enfermé. Il est envahi par l'intention malveillante de
l'autre : son inhumanité, son cynisme, sa cruauté.

Les prisons relationnelles

L'*emprise* est une configuration structurelle stable qui
s'installe insidieusement. Particulièrement invisible, elle
instaure un rapport de domination d'une personne sur une
autre, ou sur d'autres, par le biais de mécanismes dévasta-
teurs de l'identité. Son auteur use d'insinuations, d'intimidations, de menaces ou de sous-entendus moqueurs, de
dévalorisations méthodiques.

> *Une affaire de goût* est le récit presque clinique d'une
> mise sous emprise progressive et sournoise d'un employé
> par son patron capricieux et cynique[1]. Riche industriel
> lyonnais, Frédéric Delamont vit seul, entouré d'un méde-
> cin et d'un cuisinier particuliers. Il engage un jeune ser-
> veur, Nicolas Rivière, et le rémunère très généreusement,
> uniquement pour lui servir de goûteur. La relation entre

---

1. Film de Bernard Rapp, 2000.

les deux hommes prend peu à peu une tournure étouffante. Le spectateur découvre les motivations souterraines de leur relation très particulière : domination, manipulation et passion inavouée, créant une tension de plus en plus insupportable.

Fondée sur la haine, l'emprise réduit autrui à néant en attaquant sa confiance, son discernement, son humanité et sa subjectivité, pour en faire un pantin soumis ou une poupée docile. L'ensemble de l'existence est affecté dans toutes ses modalités, même les plus intimes et les plus quotidiennes, jusqu'aux cauchemars et aux rêves. L'emprise est un phénomène qui se retrouve dans les sectes et dans tout groupe au fonctionnement dictatorial, fanatique ou terroriste.

Après les rouages de la perversion, observons les fonctionnements qui la caractérisent.

Les armes de l'emprise : séduction, vampirisme, domination

La conséquence la plus cruelle de la mise sous emprise est la *dépendance* artificielle qu'elle crée. La personne empoisonnée ne parvient plus à se séparer de son bourreau, de son geôlier ou de ses tortionnaires. Elle croit qu'elle ne peut plus vivre sans eux, qu'elle n'existerait plus si elle se retrouvait seule, qu'elle s'effondrerait ou disparaîtrait s'ils ne « s'occupaient » plus d'elle. La perversion induit une dépendance radicale aussi intense que celle du nourrisson avec sa mère nourricière. Le moyen le plus efficace pour provoquer cet enfermement redoutable est l'*humiliation*. Plus l'humiliation est grave, plus l'accrochage pervers est puissant et durable.

De la séduction à la fascination

Séduire est synonyme de captiver, envoûter et hypnotiser. L'action de séduire signifie littéralement « faire sortir du chemin », dévoyer : fasciner pour détourner. Dans toutes les spiritualités, la séduction est désignée comme l'instrument privilégié du « diable », qui joue d'esthétisme (beauté artificielle et fausse lumière contenues dans le terme « Lucifer »), de fascination (aimantation, magnétisme) et de « tentation », autre nom de la manipulation.

Un jour, Solange parvient à exprimer ce qu'elle ressentait enfant face à sa mère. Bien que complètement athée et sans culture religieuse, elle lance : « Ma mère avait pour moi l'identité cachée du diable, que j'étais hélas seule à connaître. Avec les autres, elle n'était que séduction et se faisait facilement passer pour la femme idéale et la mère parfaite, ou pour la pauvre mère victime d'une fille mauvaise et tellement insupportable : moi. Ainsi ma mère a fait de cette enfant que j'étais un être sale et rebutant, indigne de vivre : un déchet à jeter au rebut. »

Certaines personnes cherchent à fasciner l'autre pour le convaincre de penser ou le pousser à agir dans le sens qui leur convient, y compris à ses dépens ou à son détriment[1]. Il peut s'agir de la volonté d'influencer pour anéantir chez l'autre toute capacité personnelle de réflexion critique : manipuler pour obtenir un avantage ou les faveurs de quelqu'un, masquer un secret honteux, réussir à tout prix, quitte à écraser les autres, s'imposer quoi qu'il arrive, ou utiliser une personne fragile pour en jouir et la détruire, puis l'abandonner…

La Fille coupée en deux[2] est une fable qui illustre remarquablement de quelle façon la perversion s'appuie sur un système, parfois tentaculaire. Un vieil écrivain libidineux séduit une toute jeune fille, fraîche et pétillante, encore naïve et ingénue. Le film « fouille » au plus profond des perversions qui meuvent une poignée de ressortissants

---

1. Le personnage de Flaminia (MARIVAUX, *La Double Inconstance*, 1723), échafaude toutes sortes de stratagèmes de séduction pour détourner Silvia d'Arlequin, vice-versa…
2. Film de Claude Chabrol, 2007.

du microcosme médiatique et culturel. Écrivain à succès, Charles Saint-Denis est un individu cynique et retors qui vit de luxure avec la complicité active de son éditrice, Capucine Jamet, et passive de son épouse Dona… « Les séquences qui montrent la jeune femme découvrant la garçonnière aux murs tapissés d'ouvrages libertins ou le club qui abrite les débauches de la bonne société lyonnaise sont des moments de grande cruauté. L'écrivain et son entourage sont résolument répugnants[1]. » Au-delà de ce « grouillement » nauséabond, le film expose la déchéance d'une jeune femme devenue dépendante d'un homme qui l'utilise. Elle passe par les épreuves de l'humiliation pour plaire à un homme qui la séduit uniquement dans le but de la rejeter une fois consommée, sans un mot d'explication, comme l'ultime jouissance qu'il s'accorde après l'avoir ridiculisée.

La fascination est présente dans toutes les formes de mise sous emprise :

- captiver pour pousser à agir (comme certaines méthodes commerciales ou publicités, y compris dans le domaine politique) ; envoûter une personne (par exemple pour la faire entrer dans une secte) ;

- hypnotiser pour annihiler toute vigilance puis réduire à la docilité et à l'obéissance (un des leviers privilégiés des maniaques sexuels ou pédosexuels) ;

- séduire pour dégrader l'autre (ou le pousser à se dégrader) et le faire devenir sa chose, l'objet rudimentaire de sa jouissance.

---

1. T. SOTINEL, *Le Monde*, 7 août 2007.

Absorber la vitalité des autres

Dans *Northanger Abbey*, remarquable roman sur de nombreuses facettes de la perversion, Jane Austin propose une définition limpide du vampirisme. « Il lui a volé sa vie », explique Henry Tinley à Catherine Morland, en parlant de son père face à sa mère, morte d'épuisement et de désespoir.

Une enfant de onze ans, dans sa lucidité fulgurante, dit de sa mère perverse : « Elle crée le malheur des autres pour s'en nourrir »… Lorsqu'une personne est vide, pour éviter l'apathie, elle peut devenir particulièrement vorace. Elle va puiser les forces vives qui lui font défaut en allant dévorer des personnes pleines de fougue et d'enthousiasme, pour les dépouiller de leur énergie.

> Jacques est longtemps demeuré fixé au fonctionnement très basique de la voracité. Il n'existait que sur le mode de la convoitise. Pour lui, l'avidité frénétique ne se limitait pas à la boulimie alimentaire, vestimentaire ou sexuelle. Avoir et accumuler de l'argent, du pouvoir, de la renommée, du savoir étaient ses seules motivations. La voracité s'entretient elle-même. Jacques considérait ses proches comme des pions à placer et déplacer pour mieux parvenir à ses fins. Au fond de lui, Jacques sentait à quel point il était vide et fuyait par un activisme forcené la menace d'une dépression fulgurante. Pendant des décennies sa seule recherche était celle de la jouissance.

Le code civil définit la *jouissance* comme le droit sur les biens possédés, selon trois modalités : *usus* (utiliser), *fructus* (percevoir un bénéfice) *abusus* (détruire, ou vendre). Dans le domaine social, l'esclavage et la prostitution relèvent de cette définition de la jouissance. Le dictionnaire donne les synonymes suivants : possession, profit, usage, utilisation, auxquels il adjoint les notions d'excitation et de volupté. La jouissance psychique désigne l'excitation voluptueuse goûtée du fait d'utiliser l'autre comme une chose que l'on possède et dont on tire un profit, quitte à le détruire ou le jeter après « usage ». Le sadisme est une des formes typiques de la jouissance, notamment vampirique, surtout lorsqu'il devient un système d'accroche interpersonnel.

Ainsi, le couple pervers sadiste/masochiste se fonde sur la course à la plus grande jouissance, assurée par l'avilissement, l'humiliation et la soumission. Sa promotion sociale libertine comme « accord de deux volontés » est une formulation abstraite et intellectuelle, perverse en elle-même[1].En fait, il ne s'agit pas d'une relation, mais d'un rapport de force, où domination et soumission sont instituées en vue d'un gain de jouissance. Au-delà de ce que deux adultes peuvent décider de vivre ensemble, faute de mieux et surtout hors d'une potentialité d'humanisation, le sadisme pose une grave question éthique lorsqu'il se double d'abus sur une personne plus faible ou plus fragile : élève, enfant,

---

1. L'accrochage psychique, puis physique, du rapport entre les partenaires se fait autour de la mise en scène de la négation violente de l'autre, provoquant la jouissance, et non d'une relation humaine créative, respectueuse, à parité. Il en est de même pour la pornographie (voir partie 2, p. 49).

malade, patient, personne âgée, puîné[1]... La jouissance perverse est l'anti-relation même, souvent habilement grimée et travestie en apparence de relation « librement consentie », car elle se pare facilement des atours de la séduction. Elle repose en fait sur un parasitage et un vampirisme réciproques. Même s'il opère chaque fois au détriment de l'un des protagonistes, ce *cannibalisme* illustre de nouveau en quoi la perversion repose sur la mise en place d'un *rapport* déshumanisé, système d'interactions mortifères entre emprise, mystification et multiples dénis (négation de soi, de l'autre, de la relation, de l'humain et de la réalité).

Étendre son empire

L'histoire des civilisations et leurs mythologies regorgent de légendes qui mettent en scène la domination d'un personnage sur d'autres. À tel point que la résurgence de la socialisation animale (avec son chef de horde) dans la culture des hominidés semble être une constante[2], ce qui la fait prendre – à tort – pour une « norme », donc pour une fatalité. De nombreuses formations (commerciales, financières, militaires) prétendent faire de la suprématie d'un petit nombre d'élus sur une masse servile le centre de ce qu'elles

---

1. L'institution banalisante du sadisme se retrouve dans les réalités très morbides, orgiaques et retorses du « bizutage », qui est la manifestation explosive d'un système pervers élargi, bénéficiant de la caution complice de l'institution sous couvert de « tradition ». Ainsi, un jeune conscrit russe s'est retrouvé amputé des jambes et mutilé de ses organes génitaux, au cours d'un bizutage aussi barbare que féroce.
2. S. FREUD, *Totem et tabou*, 1913.

choisissent d'inculquer. Chacun veut alors devenir « leader » et toutes les tactiques, même les plus basses, sont tolérées, voire promues, pour que « les meilleurs gagnent ». Une abondante littérature, d'apparence sérieuse, vante les mérites de la compétition, et l'écrasement des « perdants » par les « gagnants ». L'ancienne ségrégation raciale ou sexuelle s'est mutée en « droit à l'oppression invisible » en fonction du mérite prétendu : classe sociale d'origine, diplôme, fonction dans l'administration ou l'entreprise, rang de l'école, savoir universitaire[1], etc. Parfois, l'intimidation, la menace et les représailles prennent le relais ; le système devient alors mafieux[2]. Tous les moyens semblent justifiés pour assurer sa prédominance et surtout la soumission des autres, par un aveuglement durable, voire par la *terreur*.

> *Les Cerfs-volants de Kaboul* illustrent jusqu'au vertige comment la domination perverse opère en instaurant le régime de la terreur, y compris d'une génération à l'autre[3]. Utilisant des prétextes fallacieux d'ordre ethnique et politique, un taliban ivre de pouvoir assure sa domination en emprisonnant, maltraitant et violant des enfants et en lapidant des femmes, dans une escalade de déchaînements haineux, habilement couverts par des discours religieux consensuels.

---

1. *Le Sourire de Mona Lisa*, film de Myke Newell, (2003) en est une illustration.
2. Voir, par exemple, *L'Ivresse du pouvoir*, film de Claude Chabrol (2006).
3. K. HOSSEINI, *The Kite Runner* (Les Cerfs-volants de Kaboul), 2003. Ce roman a été adapté au cinéma par Marc Forster en 2007.

Définition provisoire

Au terme de cette première partie, proposons une première définition.

Le terme « perversion » désigne autant la cruauté, la malveillance, la perfidie que la déviance sexuelle avilissante, le vice, et toute *inversion* du vrai en faux, du bon en mauvais, du vital en morbide, de l'humain en inhumain.

Les réalités de la perversion sont complexes, multiples et souvent invisibles. Elles s'instituent en systèmes fondés sur la pratique systématique du déni de la réalité et de l'emprise sur autrui. Elles s'appuient sur la mise en œuvre de l'influence, de la manipulation et de la séduction, tout autant que par l'humiliation, le vampirisme, la terreur, etc.

La perversion correspond à la décision d'agir pour destituer l'autre. Elle rassemble tout ce qui déshumanise l'être, le chosifie, l'instrumentalise, le souille, le dégrade, le rabaisse ou le profane.

Au-delà des personnages et des systèmes « pervers », il apparaît que la perversion n'est pas une maladie, encore moins une malédiction. Elle est un choix de l'être, une posture de la personne, avec ses *intentions* spécifiques et ses *stratégies* particulières.

Enfin, les engrenages de la perversion ne peuvent prendre place que si l'autre (cible, plutôt que victime) y consent, se laisse embobiner ou s'en rend complice. Ce sont les deux faces d'une même médaille, dont il convient d'étudier les ressorts inconscients.

Partie 2

Allons un peu plus loin...

Ceux qui lisent la littérature psychanalytique peuvent facilement éprouver un peu d'impatience s'ils prennent les énoncés théoriques comme le fin mot de la chose sur lequel il n'y aurait pas à revenir. La théorie psychanalytique ne cesse de se développer ; un peu comme l'affectivité de l'être humain qu'elle étudie.

D. W. Winnicott, *La Nature humaine*

Depuis Freud, les psychanalystes s'interrogent sur les arcanes de la perversion. Des approches très variées coexistent. Ces différentes conceptions ne s'excluent pas : elles se complètent.

Déni de la castration, fétichisme, masochisme

Même si la perversion désigne des agissements cruels et malveillants caractérisés par leur malignité, les recherches de Sigmund Freud sur la perversion ne concernent que la sexualité :

- voyeurisme, exhibitionnisme, fétichisme, sadomasochisme, lorsqu'il s'agit d'une pratique déviante ;
- pédosexualité, zoosexualité, nécrosexualité[1] lorsqu'il s'agit d'un « choix d'objet » déviant.

Selon lui, si la perversion se manifeste dans d'autres domaines que la sexualité par des troubles du comportement ou de la relation, ces torsions découlent d'un arrimage rigide de la *libido*, l'énergie vitale et sexuelle, à une zone spécifique du corps et à un mode particulier de rapport avec les autres.

---

1. Sexualité avec des enfants, des animaux ou des cadavres.

La sexualité de l'enfant, ses fixations chez l'adulte

En 1905, avec les *Trois Essais sur la théorie de la sexualité*, Freud affirme clairement l'existence d'une sexualité infantile. Sa position, aujourd'hui largement admise, fait scandale à l'époque. Il pose l'existence de « zones érogènes », génératrices de sensations plaisantes (ou déplaisantes), dont les principales sont les lèvres, la bouche, l'anus, le rectum, l'urètre, les organes génitaux. D'autres zones ont été ajoutées depuis, telles que la peau, le nez, les yeux et les oreilles.

Pour l'enfant, la découverte sensorielle de son corps et de son environnement fait partie du développement naturel vers l'unification de sa personne (et de son caractère encore en formation)[1]. En revanche, pour l'adulte, la *recherche systématique de la jouissance*, focalisée sur les sensations elles-mêmes[2], sans considération morale et sans tenir compte d'autrui, relève de la perversion. D'autant que l'adulte perverti est, très souvent, fixé à une façon type de jouir dont il est prisonnier.

Chaque enfant s'interroge sur la conception des bébés. Il échafaude des explications concernant la reproduction et la sexualité, que Freud nomme « théories sexuelles infantiles » (1908). Le garçon et la fille s'inquiètent de la différence de leur sexuation : le premier craint de perdre son

---

1. La curiosité sensorielle de tout l'être en éveil est présente dans les frémissements de la rencontre amoureuse.
2. Freud parle alors de « pulsions partielles », de « plaisir d'organe » et d'auto-érotisme.

appendice pénien et la seconde envie ce bout de chair dont elle n'est pas pourvue. Freud propose deux concepts qui se répondent : « angoisse de castration » pour le garçon et « envie du pénis » pour la fille, concepts remis en cause aujourd'hui[1].

Par ailleurs, Freud présente le cas d'hommes qui ne sont attirés que par des femmes déjà engagées avec un autre homme[2]. Seule cette *rivalité* inconsciente avec la figure paternelle attise leur intérêt et leur excitation sexuelle. D'autres hommes s'attachent passionnément à des femmes de « mauvaise réputation » quant à leur sexualité : ils veulent alors « sauver » la femme « perdue », comme s'ils sauvaient leur propre mère et prenaient auprès d'elle la *place* convoitée de leur père.

Les fantasmes de fustigation

Entre 1915, dans *Pulsions et destins des pulsions*, et 1924, avec *Le Problème économique du masochisme*, Freud s'interroge sur la nature du *sadisme* (jouissance à exercer une excitation douloureuse sur l'autre) et du *masochisme* (jouissance à subir une excitation douloureuse de la part de l'autre). Il suppose d'abord que le sadisme est premier chez l'enfant puis, revenant sur son hypothèse, affirme que le masochisme est fondamental.

---

1. M. TOROK, « La signification de l'envie du pénis chez la femme », *La Sexualité féminine*, 1964.
2. S. FREUD, « Un type particulier de choix d'objet chez l'homme », 1910.

Comme pour la sexualité infantile, l'intérêt de cette spéculation est de préciser que les potentialités perverses existent chez tout individu. Freud est étranger à l'idée de répartir d'un côté des individus non pervers, et d'un autre des individus pervers. Le sadisme et le masochisme ne deviennent pervers que s'ils sont un mode privilégié et récurrent de rapport à l'autre, un passage obligé de l'expérience sexuelle, une subordination de la jouissance à la souffrance infligée.

Freud est intrigué par la fréquence avec laquelle ses patientes et ses patients, même enfants, expriment être préoccupés par des « fantasme de fustigation » (battre ou être battu). Il y découvre un élément-clé du masochisme[1]. Dans ce fantasme[2] générateur d'excitation érotique, « un enfant est battu ». Il s'agit le plus souvent d'un enfant indéterminé ou autre que le sujet, qui est frappé par un adulte indéterminé ou par une figure parentale, plus particulièrement le père. Pourtant, les châtiments corporels auxquels l'enfant a assisté à la maison ou à l'école l'ont dégoûté et dérangé. Ce rejet conscient et réel montre bien la *différence intrinsèque entre fantasme et réalité*, en l'absence de perversion. Cette délimitation saute dans le cas de la perversion, qui met le fantasme en lieu et place de la réalité.

---

1. S. FREUD, « Un enfant est battu. Contribution à la connaissance de la genèse des perversions sexuelles », 1919.
2. Scénario imaginaire, souvent inconscient ; puis, par extension, leurre ou illusion.

Freud découvre que la honte et la crainte morale ont transformé (censuré) le fantasme originel, en ne le laissant venir à la conscience que sous la forme d'un fantasme sadique impersonnel. Le fantasme inconscient, lui, est masochiste et concerne la personne elle-même, qui se fait battre et en retire une satisfaction érotique. Le plus souvent, en grandissant, l'enfant refoule[1] ce type de fantasmes ou le sublime[2] dans une activité culturelle ou sportive. Lorsqu'il reste actif, arrimé aux pulsions[3] sexuelles, le fantasme de fustigation organise une perversion sexuelle de type masochiste.

L'objet-leurre garant de la jouissance

Si la perversion requiert un fantasme ou une catégorie de fantasmes sans lesquels l'accès à la jouissance est impossible, elle réclame parfois également – voire impérativement – un « godemiché », ustensile provoquant l'excitation sexuelle, ou « phallus artificiel ».

Dans un article de 1927, *Le Fétichisme*, Freud étudie comment certains hommes parviennent à avoir des expériences sexuelles avec des femmes *uniquement* par l'utilisation d'un « fétiche ». Le sujet est exclusivement attaché à

---

1. Chasse et repousse dans son inconscient.
2. Le déplace et le transforme en un équivalent valable pour lui et valeureux pour la société.
3. Une pulsion est un mouvement intérieur qui pousse à agir pour obtenir une satisfaction.

un élément « magique » très caractéristique, matériel ou de mise en scène, qui lui est indispensable pour atteindre l'orgasme.

D'après Freud, ce fétiche sert de substitut au *pénis* manquant de la mère. Le garçon n'a pas accepté la différence de sexuation. Pour lui, l'absence de pénis est impensable et inacceptable. Il nie la réalité en refusant de considérer que les filles et les femmes ne sont pas dotées du même organe sexuel que lui. Freud utilise à dessein l'expression symbolique très directe de « déni de la castration ».

Le *déni* est un mode de protection psychique, un « mécanisme de défense » très puissant. Il est caractéristique de la perversion et de la psychose (folie). Il permet à son auteur d'occulter radicalement une réalité qu'il refuse de voir et qui le dérange profondément. Souvent, un déni en cache un autre (plus fort encore).

Dans l'optique du fétichiste, accepter la différence des sexes reviendrait à croire que la femme ne correspondrait qu'à un homme châtré, d'où sa misogynie fondamentale, son mépris irrépressible pour les femmes. Cette castration l'épouvante, lui fait horreur et en même temps l'attire, le fascine. Le fétiche représente donc pour lui la garantie imaginaire que la femme est dotée d'un pénis.

> Côté salon, un professeur d'université brillantissime était renommé pour son érudition exceptionnelle. Côté chambre, il poussait celles de ses jolies étudiantes qui ne savaient pas dire non à subir de sa part des sévices sexuels d'une rare cruauté, selon un scénario immuable.

Un tel « déni de la réalité » provoque la création d'une coupure interne, d'un « *clivage* du moi ». Cette scission divise la personnalité en deux :

- d'un côté le « moi social », suradapté, plus que « normal », brillant même ;

- d'un autre côté, le « moi privé », profond, caché, qui ne peut fonctionner qu'à partir du déni de la réalité.

Ainsi, pour le fétichiste, le refus de la différence des sexes : cette négation ou *annulation* de la réalité lui est nécessaire pour assurer sa jouissance sexuelle.

Registres déshumanisés
de la sexualité

La sexualité perverse est caractérisée par l'absence de place réelle pour l'autre, qui est nié et inclus dans un monde fantasmatique clos. Qu'en est-il exactement aujourd'hui ?

Les mirages du X

L'appellation « film X » est significative, elle se retrouve dans la mention « né sous X » qui caractérise l'*anonymat*, la dépersonnalisation. X est également l'inconnue mathématique, maillon abstrait, froid, insensible, d'un monde logique et non humain.

La *pornographie* est une mise en scène systématisée d'une sexualité perverse par combinaison entre fétichisme et sadomasochisme. Elle ne propose que des fantasmes agis (caractéristique de la perversion) dans un univers mental de la dualité construit sur l'apologie de la soumission et dans une négation de la différence des sexes réduite à des rapports dominant / dominé, tortionnaire / torturé.

Selon le psychiatre américain Robert J. Stoller (1924-1991), toute perversion a sa pornographie, « construction d'un script », concrétisation virtuelle des fantasmes et notamment de la « puissance érotique de la haine[1] ». Les partenaires y sont fétichisés : ils subissent déshumanisation, *humiliation* et *vengeance*. Cette excitation érotique est intrinsèquement arrimée à l'hostilité et à la cruauté.

Cette conception rejoint celle de Masud Khan, qui insiste sur la *haine* sous-jacente aux truquages et à cette « mentalisation des instincts » que constitue toute pornographie. Les mots et les images ont une utilisation spéciale. Ils « ne décrivent pas l'expérience humaine mais, au contraire, simulent ou concoctent un événement somatique absolument non humain ».

La pornographie « nie la *personne* par son savoir-faire somatique : le lecteur-complice ne peut accéder à ce genre d'écriture et y participer que dans des états très spécifiques de dépersonnalisation et de dissociation », coupé de lui-même, de ses sensations, de sa présence au monde et de la réalité.

Le psychanalyste britannique rappelle que la pornographie n'a qu'une visée masturbatoire. Elle est dépourvue d'imagination, de sentiment et de relation. « En fait la sexualité y est simplement exploitée en vue d'exprimer la violence et la rage, soit à l'encontre de son propre corps, soit à l'encontre de celui de l'autre. » Ce culte nihiliste de la mort détruit le potentiel de l'individu, envers lui-même et avec les autres[2].

---

1. R. STOLLER, *L'Imagination érotique telle qu'on l'observe*, 1989.
2. M. KHAN, *Figures de la perversion*, 1981.

L'intimité parasitée

Masud Khan a également mis en lumière le mode relationnel très spécifique mis en place pour exercer une emprise perverse : la « technique d'intimité » qui induit une fausse *complicité* et impose à l'autre une *familiarité* sans distance. Par exemple, par le biais de la confidence directe, sans honte ni culpabilité. L'intimité n'est plus préservée ; il n'existe plus ni espace personnel ni espace protecteur entre l'autre et soi. Cette méthode d'intrusion engendre d'emblée une fusion illusoire. Ainsi, la perversion est une intoxication *a priori* du lien, qui débouche sur une relation malade dont il est très difficile de se dégager. D'autant que toute réflexion critique sur cette relation est empêchée. La dépendance paraît alors indéboulonnable. La « proie », prise dans un piège de dévalorisation, se sent bientôt tellement coupable qu'elle se croit incapable d'en réchapper.

> « Au moyen de la technique d'intimité, le pervers essaie de contraindre son complice à régresser vers la dépendance et à l'engager à se rendre. »

En revanche, il reste tout le temps sur ses gardes et se protège de la dépendance. Lui, il ne s'implique pas. Il n'exprime pas de sentiment. Il devient rigide et craint le changement. Peu à peu, une *envie* naît du fait que l'autre est plus vivant que lui. Elle « pousse le pervers à se comporter avec méchanceté et mesquinerie », à détruire l'autre en retour. Pour ne pas se sentir indigne, il installe en lui une croyance très forte en sa supériorité et méprise l'autre[1].

---

1. *Idem.*

Misères de la déviance et solutions néo-sexuelles

Joyce McDougall s'est également beaucoup interrogée sur les perversions sexuelles. Selon elle, une personne qui a opté pour un mode pervers de sexualité est une personnalité creuse, vide, fonctionnant de façon très répétitive. Elle n'a pas de vraie vie intérieure et ne bénéficie que d'une très pauvre capacité à exprimer ses ressentis, y compris érotiques. Est-ce pour cela que « le pervers se sent poussé à agir une grande partie de ce qu'il imagine » ? Le déviant sexuel dispose d'une aptitude très limitée à entrer en contact avec la réalité. Même s'il se croit l'élu des dieux (ses parents idéalisés), il se sait incapable de donner du sens à son existence et à ses relations. Il se constate incapable d'amour ; incapable de s'aimer et d'aimer quelqu'un d'autre.

Pour lui, « l'expression érotique ritualisée est un trait essentiel de sa stabilité psychique et une grande partie de son existence se déroule autour d'elle. » Il exerce un contrôle sévère sur ce (ou celui) qui permet sa jouissance : « le pervers n'a pas le choix, sa sexualité est fondamentalement compulsive », c'est-à-dire répétitive et forcenée. Il ne peut pas faire autrement ; du moins préfère-t-il le croire[1].

> Pour se libérer des intrusions de ses parents, le plus souvent celles de sa mère (le père est alors très absent), l'enfant s'ingénie à se créer une nouvelle sexualité sur la base d'une « théorie sexuelle infantile » qui invente, pour lui-même, une autre origine, y compris dans la manière qu'ont eu ses parents de le concevoir. Ainsi, « il triomphe

------

1.   J. MCDOUGALL, *Plaidoyer pour une certaine anormalité*, 1979.

d'eux », affirme Joyce McDougall. Sa déviance sexuelle est un rite vengeur pour s'engendrer lui-même en niant ses parents, qui l'ont eux-mêmes nié lorsqu'il était enfant. Surtout, elle est une solution pour parer à l'angoisse et à la dépression.

Une déviance sexuelle ou « néo-sexualité » est également une solution pour se structurer face aux informations très contradictoires que les parents ont données (consciemment ou inconsciemment) sur la différence des sexes, la sexualité, l'amour, la relation et la reproduction. Joyce McDougall définit la perversion comme une tentative pour « sauver sa peau », pour préserver son sentiment d'identité subjective, mais aussi d'identité sexuelle. La sexualité perverse est une sexualité sans amour. Une sexualité qui dérive très facilement – donc très fréquemment – vers l'addiction et la toxicomanie. Le sexe peut être une drogue, la pire des drogues, puisqu'elle rend le sujet vampirique[1].

> Le déviant a fait très tôt le choix de triompher de ses pulsions et surtout de l'angoisse, de la dépression et de la dépendance, en se créant une sexualité qu'il peut dominer et qui lui permet de dominer l'autre. Enfant, il a souvent eu des rapports très troubles avec ses parents et sa famille[2].

---

1. J. MCDOUGALL, *Éros aux mille et un visages*, 1996.
2. *Idem.*

Les cauchemars de l'inceste

Toute perversion plonge ses racines dans la transgression des grands interdits fondamentaux de l'humanité, prohibant le parasitage, le cannibalisme et l'inceste.

Le désastre du système « incestueur »

L'anthropologue Françoise Héritier pose les catégories de l'identique et du différent comme étant des principes structurant l'identité humaine. L'inceste génère un leurre symbiotique, une identité commune illusoire entre le parent et l'enfant. Pour Françoise Héritier, l'inceste constitue une *dévoration cannibalique* de l'enfant par le parent prédateur. « L'inceste répond au vœu d'immortalité. Il revient à garder l'enfant dans son giron afin qu'il ne grandisse jamais, qu'il ne soit plus promis à la mort et en prémunisse son parent par conséquent[1]. »

Dans une famille, si l'interdit de *parasitage* (confusion des êtres) n'est pas respecté, alors l'interdit de l'inceste ne le sera pas non plus.

---

1. F. HÉRITIER *et al.*, *De l'inceste*, 2000.

Dominique Vrignaud, juge pour enfants, insiste en affirmant l'importance de reconnaître l'enfant, non seulement comme une personne, mais aussi comme un « sujet de droit ». Pour elle, tout inceste conduit au malheur. « La notion de secret reste un élément fondamental de la situation incestueuse, où garder le secret, c'est limiter les échanges, les recours, et donc favoriser, voire pérenniser l'inceste. » Le *mensonge* est la stratégie centrale dans les systèmes incestueux. La principale caractéristique de ce type de famille est son isolement, son enfermement (enfer-me-ment). Ainsi, la différenciation et l'individualisation des enfants sont présentées comme une trahison du système.

« Dans la famille incestueuse, la fonction paternelle est défaillante. Elle est remplacée par celle du "maître", lequel n'est plus ni le père, ni l'homme, ni l'époux, ni le compagnon », mais un prédateur tyrannique – ou un lâche complice, lorsque c'est la mère qui tient le rôle du prédateur despotique.

> L'enfant abusé exprime le désastre humain qu'il a vécu dans les termes de la désolation et du désespoir : « On a confisqué, volé mon enfance ». La juge explique que l'inceste est aussi l'équivalent d'un meurtre. Elle parle de l'enfant « inceste-tué[1] ».

Laure Razon, professeure en psychologie, précise que de l'extérieur, le chaos de la famille incestueuse ne se voit pas du tout. Il s'agit de familles très « normales », *très adaptées*

---

1. *Idem.*

socialement, sans aucune pathologie apparente. Rien de pervers ne transpire : « L'abuseur se présente comme un bon père de famille, soucieux de ses enfants et proche d'une éducation très puritaine. Aucun reproche dans son activité professionnelle. Au contraire, il a très bonne réputation[1]. »

Le parent abuseur (père ou mère) se débrouille pour que son environnement social lui renvoie de lui, en miroir, l'image d'un parent parfait. Laure Razon rappelle que l'instrument du prédateur est la séduction : ensorceler, puis fasciner, pour corrompre… et peu à peu construire un rapport d'emprise, donc de *possession* (désapproprier l'autre de lui-même, pour se l'approprier).

« L'incestuel » et ses ravages

Pour Paul-Claude Racamier, l'inceste ne se borne pas à la pratique génitale, il a des équivalents : « L'incestuel sera ce qui, dans la vie psychique individuelle et familiale, porte l'empreinte de l'inceste sans qu'en soient nécessairement accomplies les formes génitales. » L'incestuel est « un climat où souffle le vent de l'inceste sans qu'il y ait inceste. Partout où il souffle, il fait le vide ; il instille du soupçon, du silence et du secret[2] ».

La *séduction* dans la famille est utilisée pour que « chacun fasse partie de l'autre ». Elle est une force d'attraction qui crée une fausse relation, exclusive, à l'écart du monde. Cette séduction du parent envers son enfant se fait de plus en plus

---

1. L. RAZON, *L'Énigme de l'inceste*, 1996.
2. P.-C. RACAMIER, *L'Inceste et l'Incestuel*, 1995.

précise. Elle culmine dans la fascination. Le pacte incestuel des parents avec l'enfant engendre une étroite connivence entre les partenaires, qui les aveugle et fait le vide autour d'eux. Les mères, sous des dehors hyperprotecteurs, sont dures et distantes.

La mère et son enfant sont « ligaturés » par une séduction qui n'en finit pas : « Ensemble nous formons, à tous égards, un être unique, inimitable, insurmontable et parfait. » L'enfant devient le miroir d'une mère avide de confirmation de son identité. La séduction vire alors à la *capture*.

Racamier « n'a pas connu de sujets tournés vers l'incestuel qui aient pu s'appuyer sur une relation de tendresse avec leur mère ». Leurs mères sont plutôt froides. Ils ont été encensés mais pas entourés. La tendresse est radicalement évincée du monde pervers. Alors que la tendresse enveloppe, la perversion fait *effraction* dans les corps et dans les esprits. L'une est connivence ; l'autre est complicité. L'une est partage et continuité ; l'autre triomphe par la coupure et la rupture[1].

Une violence profonde, multiple, sans échappatoire

L'inceste (et son corollaire incestuel) est une violence faite au corps et à l'âme : « L'inceste a la très funeste capacité de cumuler la violence par le traumatisme et la violence par la disqualification. » « La *disqualification* consiste en un

---

1. *Idem.*

discrédit porté sur la valeur et la qualité intrinsèque d'un individu. » Il s'agit d'une atteinte profonde de son identité, « l'inverse de la reconnaissance[1] ».

L'enfant incestué est disqualifié répétitivement et par toutes sortes de moyens. Souvent, le parent abuseur cherche la *complicité* de ses proches pour contribuer avec lui à l'œuvre de destruction progressive de l'enfant, par des critiques incessantes. « L'enfant est tellement traité en ustensile qu'on hésite à le considérer comme un sujet proprement dit. Il ne sera pas entier, mais partiel[2]. »

L'enfant abusé, à la fois idole et fétiche, doit rester immuable, disponible, pour combler le vide de la mère, ce qui exige une proximité physique. Il ne peut plus avoir d'intentions personnelles.

> « Je veux être considérée comme une personne qui pense », affirme une jeune fille, souvent désespérée, que la mère a maltraitée, soumise, vidée d'elle-même et dénigrée sans cesse, à l'abri des regards.

Autre trait caractéristique, les familles « d'inceste » (agi ou insinué) sont des clans à *secrets*. Le déni y règne en maître. Ces secrets et mensonges barrent la route à l'imagination. Ils tuent la pensée. « Le secret exerce un rayonnement de non dit, non à savoir, non à dire et non à penser. Il est une

---

1. *Idem.*
2. *Idem.*

injonction. Cet effet de silence et de sidération est associé à l'effet de fascination[1]. »

Le constat est alarmant, d'autant que d'autres psychanalystes affirment que la configuration perverse est fréquente dans les familles, notamment entre la mère et l'enfant. « L'enfant objet, jouet, souffre-douleur concentrera sur lui les feux croisés de la relation perverse[2]. » Avec la participation des disciplines éducatives dans la famille, à la crèche et à l'école.

---

1. *Idem.*
2. W. GRANOFF, F. PERRIER, *Le Désir et le Féminin,* 1979.

Du discours pervers à la haine

Après avoir exploré les multiples facettes de la perversion, notamment sexuelle, il nous reste à étudier l'arme absolue des cyniques, libertins et autres prédateurs : le *langage*.

Détournements et destruction du sens

Sophie de Mijolla-Mellor s'appuie sur les écrits de Sade, notamment, pour décrypter le discours pervers. Le libertin est mû par l'illusion que sa pensée est toute-puissante. S'il disserte, s'il théorise, c'est pour faire croire à son sang-froid, à son « apathie », à sa capacité surhumaine à ne rien ressentir, donc à ne pas souffrir. Le discours pervers est une *vengeance* contre ses propres pulsions et leur puissance irrépressible, une revanche contre le corps mortel et vulnérable, usé par les ans. Le discours du libertin vise à accréditer la toute-puissance d'un *savoir* à l'origine de toutes ses actions : ainsi peut-il prétendre ne pas être l'esclave de ses passions. « La perversion est un savoir sur la jouissance[1]. »

Dans *Les Liaisons dangereuses,* Madame de Merteuil incarne magistralement l'*insensibilité* perverse. Cette apathie lui permet de tisser un écheveau de stratégies

---

1. S. DE MIJOLLA-MELLOR, *Le Plaisir de pensée*, 1992.

raffinées, affolant l'autre inexorablement, pour le faire chuter, puis s'en gausser[1]. Fourbe et retorse, elle est sûre des ruses qu'elle ourdit. Ses tactiques font mouche à chaque fois, jusqu'au grand fiasco final.

Comme chez Sade, la jouissance perverse s'acharne à maîtriser le désir de l'autre, lui imposant une excitation étrangère, un « plaisir » forcé, qu'il ne cherchait pas ou ne souhaitait pas connaître. Si le discours pervers est séduisant, c'est qu'il semble apporter la preuve de cette insensibilité surhumaine, donc que le mépris radical du corps (et d'autrui) est source de puissance (jouissance).

Pour assurer l'empire de l'insensibilité, le libertin est contraint de s'appliquer à tuer le sens des mots, à les priver de leur signification effective, à les « dé-signifier ». Lorsque plus rien n'a de sens, le désir est asphyxié et le libertin peut user de sa proie à l'envi : décérébrée, elle lui est devenue soumise.

Pourtant, « jamais la réalité n'atteindra le fantasme » : pris à son propre piège de toute-puissance et de jouissance sans limites, le libertin se condamne à recommencer sans relâche son tour de passe-passe. Détourner le sens des mots pour séduire, détourner l'autre pour lui forcer la main (c'est-à-dire le cœur et le corps) et détourner la réalité pour ne pas souffrir de ce qu'il s'inflige, à lui autant qu'à l'autre : un meurtre d'âme. Si les flétrissures du libertin sont ses gloires

---

1. Se moquer avec morgue. La morgue désigne un mépris destructeur, particulièrement arrogant et cruel.

de débauché, avoir utilisé le corps (le sien, celui d'autrui) comme un instrument de jouissance ne lui laisse d'autre choix que de se vivre comme un *déchet*[1].

Alors, en définitive, sur quoi repose la perversion ?

> « À l'inverse du désir qui cherche la lumière, la perversion cultive l'obscurité. Son but est de tout opacifier pour masquer les intentions. Le crime pour le pervers est que l'autre puise oser révéler ses intentions. La perversion consiste en une jouissance à détruire : c'est ainsi que le pervers trouve son énergie. Cette intention est niée. La perversion est le monde du mensonge[2]. »

Cannibalisme et destitution d'autrui

Plus précisément, pour Marie-Claude Defores et Yvan Piedimonte, la perversion est le monde de la haine. « Elle avance déguisée, sous le masque de l'illusion, par emprise sur l'esprit de l'autre, au moyen du mensonge et de la peur[3]. » La perversion pousse l'autre à se destituer lui-même de son identité – de sa personne et de son humanité – pour en retirer une jouissance cannibale, donc un apport en énergie.

---

1. S. DE MIJOLLA-MELLOR, *Le Plaisir de pensée*, 1992.
2. M.-C. DEFORES, communication personnelle.
3. M.-C. DEFORES, Y. PIEDIMONTE, *La Constitution de l'être*, 2009.

> Une toute jeune fille disait en parlant de sa mère (et de son frère) : « Maman n'a plus besoin de faire le travail, elle réussit à nous le faire faire à sa place », en précisant un peu plus tard : « Maman nous a tellement critiqués que maintenant nous le faisons nous-mêmes. »

Sous le coup d'une *intention perverse*, le sujet perd son mouvement propre, son rythme spécifique. Il se sent pris, malgré lui, dans une cadence imposée par l'autre sous la forme d'actes automatiques.

Pour obtenir l'obéissance d'autrui, par exemple de l'enfant, la personne dont les intentions sont perverses va commencer par *nier ses ressentis* : « Non, tu n'as pas mal », dit le grand-père à son petit-fils qu'il vient de frapper. Cette négation de la sensibilité entraîne chez l'enfant une difficulté de plus en plus nette à réfléchir à la situation qu'il vit et à penser à partir de ses expériences, c'est-à-dire à transformer ses sensations en images (pour les figurer), puis en pensée. L'enfant ne parvient plus à exercer son esprit critique, son discernement, il peut alors facilement être « téléguidé » par l'autre…

> Un petit garçon explique, avec ses propres images, comment s'y prend sa mère pour exercer son influence : « Elle prend sa télécommande dans une cachette et elle téléguide les autres, comme une voiture télécommandée ; ils ne s'en rendent pas compte, ils font ce qu'elle veut. »

Le parent (ou le partenaire) malveillant va ainsi parvenir à contrôler l'autre, sous l'effet d'un *dressage* progressif, qui crée des conditionnements. La personne sous emprise agit comme un automate. L'enfant se sent de plus en plus vide. Il est alors « préparé » à ingérer le *code* (croyances et règles sociales) du milieu ambiant, celui de sa famille plus particulièrement.

Dépossédé de lui-même, l'enfant est alors mû par la *peur* et croit que la seule solution pour s'en sortir est de se *soumettre*. D'autant que le parent prétend que les enfants doivent « respecter les grands » et leur obéir.

> « Je ne peux rien proposer, je dois me taire, je suis obligé de les suivre comme un petit chien », dit un jeune adolescent.

Dans ce cas, il ne s'agit pas de respect de l'autre, considéré comme un être humain à parité, mais de l'exercice d'un *pouvoir* sur autrui, relégué au rang de *chose*.

« Le système pervers vise précisément à faire emprise sur l'esprit, sur la fonction de pensée. Il supprime toute singularité, tout écart entre les êtres pour empêcher de se représenter la différence[1]. » Cette annulation de l'altérité entraîne avec elle tout un faisceau de négations :

- l'enfant est nié en tant que sujet, personne humaine et être de désir. Spolié de son âme, il est considéré comme un récipient, qui sera rempli des coutumes de sa famille et devra renoncer à être lui-même, en se contentant de n'être que le produit de son clan ;

---

1. *Idem.*

* son intelligence est formatée selon une logique abstraite et formelle. Sa créativité est découragée, étouffée, pour qu'il ne se mette qu'au service de la reproduction du passé[1].

Ces deux dénis fondamentaux entraînent avec eux une kyrielle invisible d'autres *mensonges*.

Dans un environnement régit par la perversion, l'enfant est forcé à envisager le monde réduit au *matérialisme* et l'existence limitée aux apparences sociales, ainsi qu'aux seules jouissances du corps.

Quel est le but de cette mystification, complète déformation de la réalité par « influence mentale » ? « Il s'agit d'imprégner dans la psyché de l'enfant le scénario premier que nous appelons *profanation*. Ce scénario est établi sur la négation de l'âme et vise à contraindre l'enfant à croire qu'il n'est que de la matière, dont la seule vocation serait celle d'être un instrument au service du confort ou de la jouissance de l'autre. L'inceste réel en est un des modes de déclinaison[2]. »

Au fond, la perversion – quelle que soit sa forme – est la mise en œuvre de la *haine*.

En effet, la haine, qui se présente tout le temps sous des atours trompeurs, est une « force de dépersonnalisation », qui vise à nier l'autre, son existence, ses sentiments et sa

---

1. *Idem*.
2. *Idem*. Voir également le film *Festen*, de Thomas Vinterberg (1998), qui est une illustration de ce type de familles.

pensée. La haine est une puissance mensongère, qui assassine sans en avoir l'air. Elle détruit l'être, tout en camouflant (pour la nier) cette intention de destituer l'humanité et de tuer l'humain.

Partie 3

En pratique !

Le grand élément éthique dans le travail psychanalytique est la vérité et encore la vérité.

S. Freud, *Lettre à J. Putman* (30 mars 1914)

Lorsque Freud parle de vérité, plus qu'une vérité philosophique, il désigne la *vérité de la réalité*, c'est-à-dire autant la réalité intérieure du sujet que la réalité extérieure, partagée avec d'autres.

En pratique, la perversion est une *anti-relation*, elle ne fonctionne que sur le mode du *rapport*, elle ne produit que des *rapports de force*, donc de pouvoir : séduction, emprise, domination.

Comment est-il possible, concrètement, de les repérer et de s'en libérer ? Un panel d'expériences vécues va nous permettre de le découvrir…

Se libérer d'un système d'influence

Le face-à-face avec la perversion requiert du psychanalyste qu'il accepte d'être confronté à de nombreux échecs. Qu'ils soient retentissants ou qu'ils semblent passer inaperçus, ces échecs signent la très grande difficulté à émerger du faisceau embrouillé de mensonges, d'esquives et de fausses appréciations que génère la perversion.

Ainsi, certains patients choisissent de rester dans l'impasse, souvent par confort, par habitude, ou ne souhaitant pas remettre en cause leur entourage. Parfois aussi ne voulant pas se remettre en question eux-mêmes, ou pour ne pas lâcher le pouvoir que la situation leur conférait et ne pas perdre le profit qu'ils en obtenaient malgré tout.

Une si profitable maladie

Freud parle des « bénéfices secondaires » que le malade retire de sa maladie ou de ses symptômes. Ces « bénéfices » peuvent faire préférer au patient la maladie plutôt que la guérison. Dans la présence d'un mode pervers d'existence et de rapport à l'autre, de tels « bénéfices » sont encore plus difficiles à lâcher car ils sont étroitement liés à la jouissance qu'ils procurent.

Claudine est une femme d'apparence raide et très impressionnante, dans un grand apparat vestimentaire, volontairement imposant. Son interlocuteur sent tout de suite qu'elle ne le laissera pas exprimer la moindre critique à son égard. Sa rigidité extérieure se retrouve dans une voix cassante et dans ses principes, qu'elle assène à chaque séance. Claudine était la fille unique d'un couple d'infirmiers. Son enfance a été réglée par une organisation tournant autour de l'hygiène et de la maladie. « Ils étaient aux petits soins », dit-elle en souriant, pour reconnaître aussitôt que ses parents ne s'intéressaient pas à elle ; en fait, ils n'accordaient d'attention qu'à ses maladies. Aujourd'hui mère de famille, Claudine reproduit le même modèle d'éducation... La psychanalyse de Claudine est marquée par l'ennui. Elle raconte les soucis qu'elle rencontre au travail, avec son mari médecin et avec ses enfants. Claudine se plaint séance après séance. Elle a opté pour un rôle de victime qui lui convient. Elle ne s'entend pas avec ses collègues et se sent souvent persécutée par les hommes. Atteinte d'une maladie dégénérative, Claudine bénéficie de l'attention soutenue de ses proches. « Ils sont aux petits soins avec moi », jubile-t-elle, retrouvant sa position d'enfant, tout en reconnaissant qu'elle en joue. Même si elle ne se l'avoue pas si facilement, Claudine est contente de cette situation. Les difficultés auxquelles elle fait face dans sa psychanalyse relèvent plutôt du rapport qu'elle met en place avec les autres, particulièrement ses enfants. Claudine se révèle être une femme très dominatrice. Elle le sait, mais elle prétend qu'elle « ne peut pas faire autrement », que « c'est plus fort qu'elle ». Ses enfants ont du mal à supporter son autoritarisme et son mari se réfugie dans le travail. Claudine n'aime pas l'homme qu'elle a épousé par convention, « pour plaire à sa famille ». Dans sa jeunesse, Claudine « préférait les femmes ». Elle avait eu des relations amoureuses homosexuelles, plutôt cachées, ou masquées sous couvert d'amitié. Puis elle s'est « rangée » et s'est mariée avec un médecin, ascension sociale valorisée par ses parents. Aujourd'hui, malheureuse dans une existence qui ne lui ressemble pas, Claudine se plaint, tyrannise ses enfants, dénigre son mari. Pourtant, elle ne veut rien changer à ce qu'elle est et à ses façons d'agir avec les autres. Constatant elle-même l'impasse dans laquelle elle choisit de rester, Claudine met fin à sa psychanalyse.

Si certaines personnes refusent de « se transformer », d'autres réussissent, en passant de défenses perverses (clivage, emprise, manipulation) à des relations vivantes et vraies avec autrui, à vivre un véritable changement.

Mendiante d'amour

Même si elle tend à le faire croire par toutes sortes de ruses, *la perversion n'est pas une fatalité*. Afin d'envisager concrètement comment se libérer de ses chaînes invisibles, rappelons que la perversion est un système d'interactions déshumanisées, voire déshumanisantes, fondé sur le mécanisme redoutable de l'*inversion*. Tout ce qui est vrai, juste, vivant et frémissant est proposé, présenté, ou rejeté, comme inconvenant, indécent, ridicule ou obscène. La personne perverse *renverse le monde…*

De même, au sein de la personne, la « part perverse » surveille, contrôle, raille et condamne la part vivante, spontanée, expressive. Freud, puis Ferenczi, Winnicott, Searles et d'autres ont mis en évidence la nécessité thérapeutique de faire alliance avec la part saine du patient pour favoriser sa guérison.

Comme Claudine, Madeleine s'est longtemps réfugiée derrière les bénéfices que lui conféraient ses maladies : « J'étais bien à l'abri derrière mes bobos et les soins que les autres croyaient devoir me prodiguer. Cela me permettait de ne pas prendre mes responsabilités et de laisser mes proches décider à ma place. » Les relations sentimentales de Madeleine ont souvent été des naufrages. Comme les précédents, son dernier compagnon ne la respectait pas et était très indifférent. « Je me voilais la face. Je ne voulais pas le voir tel qu'il était. Je faisais semblant, je me forçais, je me pliais à ses quatre volontés pour essayer d'obtenir de lui des miettes d'affection. J'étais une mendiante d'amour. » Madeleine a mis du temps à reconnaître qu'elle était en fait sous l'emprise d'un homme manipulateur. Lorsqu'il était en escapade avec d'autres femmes, Madeleine sentait curieusement l'étau se resserrer encore plus sur elle. Bien que n'aimant pas son homme, elle n'arrêtait pas de penser à lui et de gémir de ses nombreuses aventures sexuelles avec d'autres femmes. « Je ne pensais qu'à ça. Je ne vivais plus. » Elle finissait par se croire coupable. Elle se méprisait et se fustigeait elle-même, se faisait sans arrêt des reproches à haute voix, pour se dévaloriser. Ses journées étaient mornes et ennuyeuses. « Lorsque j'ai eu un cancer, j'ai bêtement cru que cela le ferait revenir un peu plus vers moi ! » Aujourd'hui, Madeleine vit seule. Elle n'a plus besoin d'exhiber ses maladies pour forcer l'affection des autres. Du coup, elle est bien moins souvent malade et se rétablit beaucoup plus vite. « J'ai de nouveau de l'énergie pour travailler, pour lire et pour sortir avec des amies. »

En cherchant les motivations profondes, souvent inconscientes, de leur servitude, les personnes comme Madeleine découvrent souvent que leur servilité est ancienne. Déjà enfant, elles se soumettaient à l'autoritarisme, voire à la maltraitance de leurs parents ou d'un adulte de leur entourage, pour éviter les humiliations et les représailles (morales ou physiques).

> « Je constate de plus en plus combien je me suis appliquée à obéir aveuglément par peur des réprimandes aigres de ma mère et des gifles imprévisibles de mon père, soupire Madeleine. Je me répétais tout le temps de me contenter de ce que j'avais, de "faire avec" et de ne pas me plaindre. J'ai fait exactement pareil avec les hommes après. Pas de vagues, c'était mon mot d'ordre ! » Madeleine pliait et se taisait. Seules ses maladies lui donnaient un prétexte pour attirer l'attention sur elle, « renverser les rôles » et « voler un peu d'affection » à ses parents.

Pour émerger des enchevêtrements d'une situation bloquée, plusieurs étapes sont nécessaires :

- découvrir les mensonges du système, ses mystifications et falsifications, donc mettre à jour les dénis et les inversions pratiquées sous couvert de « normalité » ou de « convention » ;

- repérer les rouages de l'emprise, les modes « manipulatoires » et les complicités qu'elle induit ;

- prendre ses distances avec le système, refuser fermement de participer à ses fonctionnements et affirmer clairement sa singularité en rupture avec les habitudes établies.

Il sera alors nécessaire de *se confronter à la réalité* dans toute sa rudesse, de façon continue et durable, malgré les désagréments (ou même les douleurs) que cette confrontation pénible engendrera et les tentations de revenir au *statu quo* antérieur, plus confortable (en apparence). D'autant que les acteurs d'un système pervers choisiront sans frémir le recours aux attaques haineuses envers celles et ceux qui ne se soumettront pas docilement à leurs diktats et refuseront d'entrer dans leur « jeu », en gobant leurs mensonges, quitte – d'ailleurs – à les pousser au suicide…

Sortir des griffes
d'un partenaire retors

Dans le registre de la perversion, le monde s'arrête à la matière, il n'y a que de la matière. Privée de ses ressources spirituelles, la personne « coupée en deux » fonctionne de façon rudimentaire et dualiste : blanc contre noir, utile *versus* inutile, profitable socialement ou sans intérêt, etc. Le *cynisme* peut alors facilement venir justifier d'exister *sans conscience* et de *nier l'autre* pour le rabaisser au rang de bête que l'on peut détruire, dominer, mettre à sa disposition.

Que d'efforts pour rendre l'enfant flou

La psychanalyse d'enfants donne également à constater en direct la mise en œuvre de rapports d'emprise entre les parents et un enfant, ce dernier étant utilisé comme dérivatif des difficultés des adultes.

Une mère souhaite que son fils de douze ans, Matthieu, consulte « très rapidement » un psychanalyste. Elle le décrit comme un enfant « insupportable », « capricieux » et « débile ». Elle dit avoir « déjà consulté tous les professionnels de la région », sans résultat. L'enfant a fait un séjour en hôpital psychiatrique[1]. La mère attend du praticien une étiquette pour ranger son fils dans une catégorie de « malade mental ». Dès le début, il est très net que la mère ne cherche pas à aider son fils, elle *se* cherche des excuses. Si son fils est déclaré « fou », elle pourra se décharger de toute responsabilité à son égard. Lors de la première séance, une fois seul avec le psychanalyste, Matthieu explique que « tout le monde ment ». En précisant ce qu'il veut dire, nous comprenons que les rapports dans sa famille sont fondés sur le mensonge. Ses parents se mentent et lui mentent. Pour se venger, Matthieu a choisi de leur mentir à son tour. L'enfant est soulagé de comprendre que tous les adultes ne mentent pas forcément. Le monde n'est pas une duplication de sa famille. Lors des entretiens suivants, Matthieu comprend qu'il peut prendre de la distance par rapport à ses parents. Un soir, il s'autorise à exprimer ce qu'il ressent et ce qu'il pense. Les représailles ne se font pas attendre : la mère de Matthieu réussit à pousser son fils à bout et se plaint au psychanalyste que, depuis qu'il vient, Matthieu fait des « crises de nerfs ». Ce sera la dernière séance. Matthieu comprend comment sa mère utilise ses « crises » pour l'enfermer dans le rôle du fou. La mère envoie un texto avant la séance suivante pour arrêter la psychanalyse de son fils, en utilisant un prétexte fallacieux…

1. Au regard de l'histoire, force est de constater que les systèmes politiques qui se durcissent virent volontiers à une psychiatrie au service de l'ordre et du pouvoir. Elle devient instrument de coercition…

Souvent, la culpabilité niée par les parents est propulsée sur les enfants, qui héritent d'une culpabilité qui ne les concerne pas. Ici, les parents fonctionnaient sur le mode du secret et des mensonges, notamment pour afficher une façade sociale cachant leurs désordres financiers (jeux d'argent) et sexuels (échangisme), qui inquiétaient beaucoup leur fils, le rendaient souvent malade, et perturbaient régulièrement sa scolarité.

La haine et le déni des parents produisent l'*amnésie* de l'enfant, qui devient hébété (en famille et en classe) : il n'arrive plus à se consacrer à ses apprentissages scolaires et cherche à attirer l'attention sur lui par des moyens autres que ceux proposés par l'école : indiscipline, provocations, violences.

Ainsi, comme pour Claudine, ce type d'emprise et de mystification peut d'ailleurs s'étendre à un réseau entier de proches : famille, collègues et amis.

Du martyre à la responsabilité

La perversion s'installe progressivement en faisceau[1]. Ses instigateurs cherchent à construire autour d'eux un réseau de complicités : ils font miroiter les avantages qu'une telle complicité apportera à son auteur. Les personnes sensibles et honnêtes qui refusent d'entrer dans leur maillage deviennent les cibles d'une destruction invisible mais systématique, qui s'intensifiera au fur et à mesure qu'elles s'affai-

---

1. Origine du mot « fascisme »…

blissent[1], comme pour l'empoisonnement de Fabrice Del Dongo dans *La Chartreuse de Parme*[2].

Revenons à une situation plus fréquente : la perversion dans le couple. La cible idéale d'un partenaire retors est une personne naïve, confiante, sincère et spontanée.

Violaine a épousé un homme-enfant. Il ne l'aime pas et se sert d'elle : comme maman, infirmière, cuisinière, « bonne à tout faire », chauffeur de taxi pour les enfants et « prostituée à domicile ». Après plus de trois ans de recherches, Violaine prend conscience de son rôle de femme soumise et de son statut de victime, découlant d'une longue histoire de non-respect dans sa famille et d'inceste par son père lorsqu'elle était enfant. Violaine se pose elle-même la question de sa *responsabilité.*

> « Je ne comprends pas, j'ai eu l'impression de commencer à m'engager dans quelque chose de positif cette semaine, puis je suis redescendue... comme chaque fois que je ne dis pas ce que je pense à mon mari. (Long silence.) Je n'ai jamais été mise en valeur, je me sens en dessous de tout. (Silence. Violaine soupire.) Je voulais avoir une vie rêvée, un mari gentil et des enfants auxquels je pourrais donner ce que je n'ai pas eu. Maintenant, je m'aperçois que tout est tombé à l'eau ! J'ai l'impression d'être restée dans mon idéal et de ne pas vouloir voir les choses qui changent, ou de les voir et de ne pas vouloir bouger. »

---

1. Toutes les mafias reposent sur ce modèle : allégeance et loyauté des comparses ; intimidation puis élimination des personnes qui refusent de se soumettre ou font obstacle au fonctionnement du clan.
2. Roman de Stendhal, 1839.

Violaine a longtemps refusé l'idée même de séparation ou de divorce, pour préserver son « idéal de famille unie ». Elle comprend qu'elle ne pourra pas envisager un changement tant qu'elle n'osera pas « dire les choses » à son mari : les « non et tout le reste », et dit à son psychanalyste :

– Vous croyez que je vais en sortir ? J'ai l'impression que vous avez nommé l'enfer.

– *Nommer l'enfer permet de trouver comment en sortir…*

– Ce qui revient à dire que je suis responsable de mon état.

– *Oui, complètement responsable.*

– Je suis responsable de ce que mon mari me fait subir.

– *Oui, puisque vous l'acceptez.*

– Soit je décide de bouger, soit je subis.

– *Oui.*

– Parler ouvre les yeux. Je ne veux plus mentir… Il y a des caps à passer dans les chagrins : laisser les chagrins et avancer.

– *Laisser toute leur place aux chagrins, pour avancer…*

Comme dans tous les couples régulés par des stratégies perverses, le mari de Violaine l'ignore, nie la colère de sa femme, méprise sa sensibilité, ridiculise tout ce qu'elle exprime. Face aux dénis répétés de cet homme, Violaine a l'impression de « vivre un cauchemar ». Elle se sent emportée dans un tourbillon, une tornade. Tout s'efface de sa mémoire. Elle est paralysée et n'arrive plus à réfléchir. Elle sait ce qu'elle a vu et vécu, ce qu'elle en pense, vraiment, mais elle est « pétrifiée ».

– Je me dis que je suis maso. Si c'est le cas, est-ce que je peux un jour aller mieux ?

– Oui, bien sûr, si vous le choisissez vraiment.

– Alors pourquoi je n'arrive pas encore à choisir d'aller mieux ?

– Vous contribuez à votre propre malheur et à votre désespoir.

– Comment ? (Long silence.) Je sais, je me sens tout le temps coupable, moi, pour un rien. Je me persuade que je suis mauvaise, que c'est moi qui ai tort, que tout est de ma faute.

– Un jour, vous n'accepterez plus que l'on vous fasse du mal et vous ne vous mentirez plus.

Le mari de Violaine la harcèle : il s'acharne sur elle sexuellement, mais aussi en la dévalorisant à tout propos. Un soir, n'en pouvant plus, Violaine est allée parler avec un infirmier à l'hôpital en service de psychiatrie :

« Il m'a dit comme vous, de ne pas dormir avec mon mari, pour que les choses soient claires. Je lui ai expliqué que j'avais peur des conséquences. Comme vous aussi, il m'a dit : la LOI. »

Violaine accepte enfin d'aller consulter une avocate, puis de déposer une plainte au commissariat. Elle ne souhaite pas faire comme sa belle-sœur qui a fait croire qu'elle était frappée par son mari pour pouvoir accepter de divorcer. Elle sait qu'il sera plus difficile de prouver que le comportement pernicieux de son mari la mine et l'étouffe, mais elle est bien décidée à ne plus se laisser faire.

En même temps, l'époux de Violaine ne veut pas que sa femme parte. Un vampire ne lâche pas sa proie si facilement… Enfin consciente des intimidations et des dénigrements qu'elle subit tous les jours, Violaine a pris la décision de divorcer. Malgré une procédure juridique semée d'embûches par des retournements imprévus dus à la puissance de manipulation de son mari et à ses manœuvres de séducteur, Violaine parvient à sortir de ses griffes, à accepter de traverser un moment de grand chaos, puis à prendre soin d'elle, à se reconstruire et à goûter enfin une existence humaine digne de ce nom.

Comme Violaine a pu le repérer enfant avec son père, puis adulte avec son mari : « Maintenant, j'ai compris la technique du salaud : briser l'autre pour en faire ce qu'il veut. »

Retour à l'angoisse :
fin de la maîtrise
et accueil de l'altérité

Dans un groupe organisé autour de la perversion, la parole (libre et vraie) met en danger le système, fondé sur le rejet de la sensibilité et la négation de l'âme. Une jeune femme exprime un jour en séance l'*image du corps*[1] d'un « fil barbelé » devant sa bouche et autour de sa tête. Cette métaphore lui permet de nommer comment elle a été bâillonnée par ses parents qui refusaient sa parole d'enfant. L'incarnation peut être longtemps refusée pour rester dans l'illusion d'une relation ou d'un monde sans perversion. Les prises de conscience de la réalité remettent en jeu la sensibilité, donc l'accès aux sensations, aux émotions et aux sentiments. Surgit alors la grande épreuve de l'angoisse…

---

1. Une « image du corps » est une vision intérieure de soi-même en relation avec une ou plusieurs autres personnes. Cette vision sensorielle, mettant le corps sensible en situation, permet de préciser la posture psychique (position subjective) des différents protagonistes de la relation.

La persistance du schisme intérieur

La division de la personnalité (clivage) produit fréquemment sur l'autre un effet d'anesthésie ou d'irréalité. La personne divisée ruse : elle se fait passer pour ce qu'elle sait ne pas être, par calcul ou commodité. Par exemple, une femme particulièrement séductrice, multipliant les « aventures » dans une « existence parallèle », prônera « officiellement » la fidélité dans le couple, avec une conviction inébranlable. L'entourage pressent confusément la ruse, par un malaise diffus, sans pouvoir facilement repérer la division et encore moins la nommer : le discours prétendu impressionne l'auditeur et force son silence. Dans ce cas, toute relation sincère est volontairement évitée.

Simon est un homme d'une vingtaine d'années, jeune professionnel dans une entreprise de pointe. Habillé avec grand soin, parlant également avec affectation, Simon donne de lui une image très étudiée. Dès la première séance, il accuse son compagnon en lui prêtant des intentions qui sont visiblement les siennes. Cette défense le caractérise : Simon ne veut pas se remettre en cause et ne supporte pas d'être frustré. Il trouve donc chez l'autre les motifs de son mécontentement et de ses insatisfactions. Les mois passent, les séances sont surtout émaillées de récits anecdotiques. Simon ne veut pas se livrer. Pourtant, peu à peu, deux personnages se dessinent en opposition. D'un côté, le cadre battant qui réussit sa vie professionnelle, catholique modèle qui s'investit de façon exemplaire dans la vie de sa paroisse et dans « l'animation des offices ». De l'autre, « obsédé par le sexe », un homme en errance « accroc au porno » et à la recherche d'une sexualité de passades dans les saunas et les boîtes gay. Un peu plus tard, Simon révèle qu'il cherche des partenaires plus jeunes que lui pour « pouvoir les humilier » : « Je ne peux jouir que si je les domine », dit-il froidement. Il m'apprend à cette occasion qu'il a lui-même été abusé sexuellement par un prêtre qui l'humiliait, lorsqu'il était adolescent. Progressivement, il remarque qu'il s'est construit sur le même modèle que cet homme, « orateur hors pair » et prédicateur idolâtré, ayant une « seconde vie », bien cachée : « Une sexualité bestiale dans des lieux glauques ». Il conclut cette séance en affirmant que « l'élève a dépassé le maître ». Qu'entend-il par là ? Est-il pire ? « Oui, je m'y prends mieux que lui pour faire passer comme un jeu ce que je leur fais subir »…Très peu de temps après cette découverte importante de *l'imitation de son profanateur*, Simon arrête brusquement sa psychanalyse, sans explication et sans plus donner de nouvelles.

« Identification à l'agresseur et à l'agression », l'imitation du profanateur est une façon de se construire une personnalité d'emprunt, en reproduisant le traumatisme, pour en maîtriser les effets. Cette nouvelle « personnalité » vient remplir le vide et remplacer le soi dévasté par le désastre subi[1].

Ce procédé défensif peut aller jusqu'au *nihilisme*. Il traduit une posture intérieure orientée vers le cynisme, la destruction, ou la provocation, ainsi qu'une « préférence pour la mort[2] » très ancrée. Le nihiliste est un personnage cruel. Il se défausse sans crier gare et échappe à toute relation. Il se débrouille pour rendre l'autre « coupable » et l'entraîner

---

1. S. TOMASELLA, *Oser s'aimer*.
2. Voir *Le Surmoi*, du même auteur.

pas à pas dans l'angoisse et l'anéantissement. Il a recours à un moyen défensif radical : l'annulation de l'autre et de la relation.

> Thomas constate à la fin d'une séance éprouvante, où il a beaucoup parlé de l'absence de relations dans sa famille : « Que d'angoisses. Je me réveille la nuit angoissé, je me lève angoissé, je travaille dans une angoisse sourde qui ne me lâche pas. Je n'arrive pas encore à accepter d'avoir été nié à ce point. Je m'en rends compte lentement et j'ai l'impression que la douleur se réveille comme s'il n'y avait plus d'anesthésiant… »
>
> Jude peine à faire le deuil de parents idéaux et d'une enfance où les adultes l'adulaient, lui faisaient des discours sur l'amour, mais ne lui en témoignaient pas et ne le considéraient pas vraiment : « Quelle angoisse ! Je fais comme mes parents avec mes proches. Je triche, je joue, je fais semblant. Je parle mais cela ne correspond à rien de vrai. Tout cela me donne des vertiges. Je tremble de panique. Je ne sais pas comment je vais pouvoir m'en sortir. »

La traversée de l'angoisse est un passage nécessaire et inévitable dans toute thérapie en profondeur, à plus forte raison lorsqu'une personne souhaite se libérer de la perversion, en elle et dans son histoire. Le psychanalyste n'aide pas ses patients s'il veut leur éviter cette grande épreuve initiatique. De telles expériences aux confins de l'humain demandent un courage renouvelé et tenace de part et d'autre. Combien de journées et de nuits d'angoisse ? Combien de douleurs, parfois insupportables, de sensation de descentes aux enfers ? Tel est le chemin pour aller au-delà de ces angoisses effroyables, pour trouver une issue favorable, un sens à son histoire, une aspiration à devenir plus humain et la force de lâcher ses anciennes défenses, d'accepter sa vulnérabilité pour devenir libre.

Toute servitude est volontaire

La personne qui se laisse *instrumentaliser* par son partenaire a besoin de comprendre les motivations pour lesquelles elle accepte de se soumettre à son tortionnaire. Voici une illustration qui montre comment l'extrême de la dépendance touche le plus précieux de l'être humain : sa sexualité. Lorsqu'il n'y a pas d'amour, la sexualité devient la scène de tous les débordements pulsionnels, même les plus âpres, le déversoir des instincts les plus obscurs, le lieu d'une misère implacable.

> Après de longues années de psychanalyse qui l'ont aidée à « aller travailler », Dominique décide de s'engager dans une nouvelle psychanalyse pour « se désintoxiquer ». Dominique prend toutes sortes de médicaments, tous les jours, depuis longtemps. « Je fuis l'angoisse, dit-elle, je ne veux plus sentir son étau se refermer sur moi. » Le plus douloureux pour elle concerne le choix de ses partenaires sexuels. Dominique voudrait bien croire à l'amour, mais elle n'y arrive pas. « Cela ne marche pas, je ne peux pas me forcer à y croire… » Faute de mieux, pour l'instant, Dominique tue l'ennui avec des hommes brutaux et sales. L'intensité de ces chocs sexuels lui donne « l'impression d'être vivante ».

Au fur et à mesure des entretiens, Dominique accède à un début de discernement sur elle-même et ce qu'elle engage dans sa sexualité. Une collision avec un individu très dégradé va l'amener à une prise de conscience forte. Se sentant « creuse, inexistante, sans véritable personnalité », Dominique sait maintenant qu'elle se laisse guider par les fantasmes des autres.

> « Je me laisse embringuer. Encore une fois, c'est lui qui m'a dicté ses fantasmes depuis le début. Je m'écœure moi-même. Pourquoi, au fond, ça m'excite, alors que je sais que ce n'est pas vraiment du plaisir ? Je ne me supporte plus, mais je sens que je suis accro. Je me fais des promesses de droguée, je me dis que c'est la dernière fois. »

Désormais Dominique *ressent* qu'elle est dépendante. Auparavant, elle portait sur elle un jugement moral : elle savait qu'elle était droguée, mais ne le sentait pas. L'apparition tant attendue des ressentis (sensations et émotions) va lui permettre de se libérer de son esclavage sexuel.

> « Je perçois que ce sont ses fantasmes. Je suis extérieure. Je n'aurais pas pu avoir ces fantasmes toute seule. »

L'acolyte de Dominique la mettait en demeure de faire siennes ses croyances très particulières sur la sexualité et le rapport à l'autre. Il l'excitait pour la séduire, puis il lui commandait de s'approprier ses fantasmes pour l'entraîner dans sa dérive, la faire entrer dans son abîme. Dominique se rend compte de l'habileté du personnage qui l'utilise : il brouille ses limites et ses repères. Elle ne sait plus qui elle est, où elle est, où elle en est. Cette séduction la met à la merci de l'autre. Puis, l'humiliation la nie, la fait disparaître. Face à lui, elle se sent « désensibilisée », désaffectée.

Dominique souhaitait retrouver son unité. Elle croyait que seul son bourreau pouvait la lui rendre, puisqu'il la lui avait arrachée. Dépossédée d'elle-même, Dominique s'imaginait contrainte d'imiter son profanateur, en prenant une identité d'emprunt. Dominique a pris le temps de regarder en elle-même, sans se juger, mais sans fuir non plus, en évaluant clairement ses actes. Elle a vécu, de nouveau, des journées sombres et des nuits blêmes, terrassée par l'angoisse. Ces terreurs d'enfant dont personne ne l'avait encore consolée.

> « Je me suis retrouvée, dit-elle. Je ne voulais pas ouvrir mon cœur. J'avais trop peur. Je savais que j'allais me trouver face à une très grande douleur, à une immense angoisse. Ces derniers mois, j'ai versé toutes les larmes de mon corps. » La petite fille honnie est revenue d'exil. Plus personne ne pourra se permettre de l'humilier. La vie est présente au-delà de l'effondrement. « Je me souviens des moments douloureux ; je me sens plus légère aujourd'hui. Le chemin vers la lumière et la sérénité s'ouvre devant moi. Je veux y croire ! »

Ce chemin du devenir humain a été long pour Dominique.

Dans certaines configurations très troubles, l'interaction entre deux personnes entretient la dépendance en induisant ou renforçant une addiction[1]. L'un profite des faiblesses de l'autre. Dans ces couples, un membre maintient volontairement chez l'autre une toxicité pour assurer sa présence auprès de lui : alcoolisme, tabagisme bien sûr, mais aussi antidépresseurs, calmants, corticoïdes, allant jusqu'à encou-

---

1. V. BERGER, *Les Dépendances affectives*, 2007.

rager le recours à la pornographie ou autres béquilles illusoires. Chaque fois, c'est par le biais du corps démuni que s'instille insidieusement la domination toxique. L'empoisonnement se renforce avec le temps et paraît de plus en plus nécessaire à l'empoisonné. Ce qui semblait aider à tenir debout devient une prison, et nombre de maladies graves ou de suicides sont la conséquence de cet esclavage : aliénation à l'autre par le biais d'un subterfuge toxique.

Le *sevrage* qui permet de s'en libérer est véritablement éprouvant. Il requiert d'accepter de vivre l'angoisse, puis d'accueillir la dépression pour qu'émergent les anciens deuils, savamment évités.

Accepter la dépression : de la tyrannie des pulsions à leur transformation

La perversion joue sur tous les tableaux. Elle mêle l'inversion à la banalisation des situations graves et au déni des actes profanateurs. Elle prône l'impudeur et le non-respect de l'intimité, échange fausses confidences contre confidences forcées, renverse les principes humains, retourne les situations en défaveur de la vérité et empoisonne pour garder l'autre en prison malgré lui…

Le profanateur et son complice

Dans le registre de la démission parée d'atours enjôleurs, il est possible de rencontrer une sorte de « libéralité » de façade. Excuser les impasses de l'autre et s'aveugler sur ses manquements humains semblerait assurer de maintenir ses propres impasses dans l'obscurité pour ne pas les interroger. Lorsque l'obscurantisme sévit sous une fausse douceur, toute évolution véritable est bloquée par le recours abusif aux conventions sans fondement, présentées comme des « normes » absolues.

Marthe est une femme d'une soixantaine d'années. Depuis longtemps, elle porte le lourd poids de sa complicité. Ses filles ont été abusées sexuellement par leur père, son mari. Lorsqu'elles le lui ont appris, Marthe n'a rien fait pour les protéger de la perversion vampirique et avilissante de leur père. Elle n'a rien dit, n'a pas porté plainte, n'est pas partie, n'a pas divorcé. Marthe est restée avec cet homme dégradant pour des raisons matérielles et financières : ils possédaient en commun de nombreux biens immobiliers. Cela fait des années que ses filles, devenues adultes, ne lui adressent plus la parole et ne veulent plus la voir. Marthe s'en plaint mollement, mais ne fait rien pour les retrouver et, en premier lieu, pour quitter l'homme qui a gâché leur enfance. Après quelques séances où elle déplore l'état dépressif dans lequel elle est depuis très longtemps, Marthe refuse de tenir compte de sa grave responsabilité face à ses filles et de la complicité qui l'enchaîne à son mari. Quelque temps plus tard, parlant avec une jeune femme chantant dans la même chorale qu'elle, elle raconte son histoire. La jeune femme a vécu une tragédie comparable à celle de ses filles : elle fulmine en écoutant le récit complaisant et plaintif de Marthe ; elle se met en colère avec vigueur. Marthe reste sourde. Elle préfère la prison dorée de son confort matériel, sans relation possible avec ses filles. Elle arrête sa psychanalyse, consciente que ce qu'elle déplore est la conséquence de sa démission de mère.

« La dernière grimace du diable serait de faire croire que la perversion est plus forte que la vie, ou même qu'elle n'existe pas. En fait, la perversion est très pauvre, elle est même caricaturale, tellement elle est répétitive[1]. » Sa puissance de séduction laisse croire qu'elle dispose d'une formidable

---

1. M.-C. Defores, communication personnelle.

puissance, quasi irrésistible, et la fascination qu'elle exerce pousse à entrer encore dans les repères du profanateur, d'autant plus tentants qu'ils exhortent à la jouissance…

« Je ne veux plus être pervers »

Le système pervers est fondé sur la mystification. Il secrète des mensonges : il s'appuie sur le secret. Il n'a de cesse d'imposer à ses membres de croire à ses mensonges au point de les vider de leur propre substance, et de ne leur permettre d'exister que comme des marionnettes, des automates dans le système. L'élan du *désir* devient impossible. Il est remplacé par le « sexe », la sexualité brute.

> Jean est « issu d'une lignée familiale brillante et riche ». Sa mère est psychiatre : « Pour elle, tout est maladie ou tout tourne autour du sexe ; elle est complètement obsédée. » Son père est professeur dans une grande école d'ingénieurs : « Depuis des années, il avale les anti-dépresseurs et les anxiolytiques que ma mère lui prescrit ; il est devenu un zombie, une larve ; elle l'a complètement castré. » La difformité de Jean est frappante : il est voûté et son visage est grimaçant, à la fois très tourmenté et inquiétant. Bien des mois plus tard, Jean confie que c'est l'activation du cynisme[1] en lui qui le tourmente et le fait grimacer : « Lorsque je me regarde dans un miroir, je vois le visage du diable. Je vois la mort passer sur mon visage. J'ai l'impression d'être un mort-vivant. »

---

1. Jouissance provoquée par la haine envers l'autre, son humiliation, sa destruction, sa déchéance…

Le système pervers est friand de « normes ». Il utilise la « psychopathologie[1] » pour imposer le mensonge et terrasser ses cibles :

- « ma pauvre fille, tu es hystérique, comment veux-tu t'en sortir » ;

- « ce n'est même pas la peine d'essayer, phobique comme tu es, tu n'y arriveras jamais » ;

- « oh là là, tu es tellement dépressive, tu vas t'effondrer au moindre choc » ;

- « surtout ne l'invitez pas, c'est une personnalité difficile, il est caractériel » ;

- « ne le croyez pas, il est mythomane. »

La liste de telles invectives, souvent gratuites et malveillantes, toujours réductrices et irrespectueuses, est longue !

> Jean le découvre aujourd'hui. « Ma mère se servait de son savoir médical pour épingler tout le monde et dominer la situation. Même envers moi, elle était implacable. Elle me ridiculisait devant tout le monde et me balançait tout le temps des interprétations sexuelles salaces. Je ne suis pas devenu un coureur par hasard. Petit à petit, moi aussi, je ne pensais qu'au sexe et toute mon existence s'est construite autour de cette seule contrainte. Je n'arrivais à penser à rien d'autre. J'ai raté mes études et je végète, comme mon père. Je suis déprimé et les seuls moments où je crois me sentir un peu vivant sont mes aventures sexuelles sans lendemain. » Jean fait aujourd'hui un constat amer : « C'est extrêmement désagréable pour

---

1. Discours sur les « maladies mentales ».

moi, mais c'est la vérité. La vérité est un des premiers mots que j'ai appris avec la psychanalyse. Je ne veux plus être pervers. C'est difficile de désamorcer mes anciennes habitudes. Je n'ai pas toujours la volonté nécessaire pour y échapper. Pendant longtemps, j'ai eu l'impression que tout le monde me voulait du mal. En fait, c'est l'inverse, c'est moi qui en veux à tout le monde. » Jean comprend aussi qu'il « se nourrit des autres » et trompe leur confiance : « Je suis tellement vicieux et tordu que j'arrive à faire croire aux femmes que je courtise que je les l'aime. C'est faux. » Il poursuit : « Ce mal n'est pas toujours là, mais chaque fois que les choses se passent bien, je le fais ressurgir. Il fait partie de moi et je m'en nourris comme je me nourris des autres. Quand j'ai fait mal, je rattrape les choses, j'accuse les autres et non pas moi-même. »

Jean souhaiterait maintenant partager son existence avec des personnes qui « veulent la vérité et savent la regarder en face ». Sans cette condition, il n'y a pas de liberté, donc pas de vrai bonheur.

« Beaucoup de gens sont là-dedans, je le vois, je suis comme eux. Certains comme Hitler ou comme les violeurs ou les criminels ne veulent pas ou n'imaginent même pas se sortir de là. »

Jean a vécu de longs moments d'angoisses intenses, qui le tenaillaient, puis d'autres périodes de dépression radicale qui le plongeaient dans un désespoir noir. Il a souvent pensé à se suicider.

« Je me suis demandé si la mort n'était pas la solution pour sortir de ce qui est au fond de moi et qui me ronge. Elle n'est pas une solution, mais elle est la dernière solution si je dois continuer à faire mal. Elle viendra toute seule pour que j'arrête ce qui est en moi et qui m'est devenu totalement insupportable, insoutenable. »

Pendant toute cette phase de sa recherche, Jean utilise beaucoup le mot « mal », bien que n'ayant pas reçu d'éducation religieuse ou morale particulière. Pour lui, ce mot qui revient sans cesse désigne à la fois la haine, la cruauté, la destruction, la méchanceté, mais aussi la tromperie, le mensonge et la manipulation d'autrui, dont il était devenu un « redoutable expert ». Avant, Jean croyait que les gens qui voyaient un psychanalyste étaient des personnes en souffrance parce qu'on leur avait fait du mal. Jean est venu consulter un psychanalyste parce que *lui* « faisait du mal ».

Il insiste : « Je ne veux plus faire de mal à qui que ce soit, ou penser du mal de qui que ce soit, y compris de moi-même. Je veux exorciser cela de mon corps, de mon être, le vomir. »

Jean accepte désormais de vivre la frustration, le manque et la souffrance, sans les fuir.

« J'ai eu beaucoup d'aventures sexuelles, mais je me rends compte que je n'aime personne. Je souffre terriblement, et ce n'est plus parce que je suis seul, parce que je suis dans mon vide : j'ai mal au fond de moi, je souffre de me regarder en face, d'être ce que je suis, et ce que je suis n'est ni mon père, ni ma mère, ni les prostituées. Ce que je suis, c'est moi et moi seul. »

Comme Violaine, Jean accepte de *répondre* de lui, de son existence, de ses paroles, de ses actes et même de ses projets. Il choisit de devenir *sujet de ses perceptions, de sa pensée, de son énonciation et de ses intentions*[1]. Les débordements pulsionnels ont laissé place à l'angoisse, à la douleur, à la tristesse. Fragile, Jean devient humain, de plus en plus humain. Il n'est plus voûté, son visage n'est plus tourmenté ou grimaçant. Sa voix n'est plus métallique et cassante. Sa parole est posée, fluide.

> « Je ne suis plus une bête. Je ne suis plus l'esclave de mes pulsions sexuelles. Je vis, enfin ! Quelle patience pour en arriver là ! Vous ne pouvez pas savoir à quel point je respire. Je suis tellement heureux de savourer cette liberté. »

Que de combats et de luttes pour sortir d'un système déshumanisé et pour ne plus y collaborer en rien. Ni la haine, ni les dénis, ni les malédictions ne sont des fatalités. Oui, en réalité, la perversion n'est qu'un faisceau : elle prend fin lorsqu'il n'y a plus de complices.

---

1. M.-C. DEFORES ET Y. PIEDIMONTE, *op. cit*.

Conclusion

Travailler à s'humaniser, c'est entrer dans l'intelligence de l'autre, réfléchir à partir de ce qui nous sépare de lui, de ce qui nous en distingue, nous en rapproche, et apprendre ensemble.

C. Labédan

Une certaine littérature de « psychologie rose » promeut la pensée unique du « tout positif ». Ce positivisme à tout crin serait la recette miracle pour « aller bien ». Le revers de cette médaille, trop belle pour être vraie, est le rejet de toute forme d'ombre[1]. La défense la plus universellement répandue sur la planète est l'escamotage de la réalité. Elle a pour corollaire le procédé bien connu de revêtir l'autre de ce qui gêne, fait honte ou répugne *en soi-même* : pour s'en débarrasser et s'en laver les mains. Après les procès d'Œdipe sont donc venus ceux de Narcisse, encore plus aveugles et virulents, procès totalitaires puisqu'ils esquivent le plaidoyer de la défense. C'est oublier un peu vite la mythologie grecque, oublier aussi que Narcisse est né d'un viol et qu'il n'a pas connu son père…

---

1. Le fantasme est le côté rose de la haine, qui est le moteur le plus puissant de la perversion.

Un véritable processus de transformation demande du temps, beaucoup de temps. Il n'existe pas de baguette magique qui empêcherait de souffrir. Comme Orfée, le patient en psychanalyse traverse plusieurs fois les enfers pour enfin retrouver la lumière, revenir à la vie et découvrir l'amour.

Ce petit livre sur la perversion n'est qu'une première approche très incomplète. Les exemples foisonnent autour de nous, il y aurait encore beaucoup à dire.

Rappelons que la perversion n'est pas seulement un « savoir *sur* la jouissance », mais aussi un savoir sur la façon d'enfermer l'autre *dans* la jouissance, de mieux le tenir à sa disposition et l'utiliser à sa guise. La perversion est surtout un *savoir-faire sur l'emprise*, une manière de prendre le pouvoir sur l'autre pour le dominer sans qu'il s'en aperçoive et sans qu'il puisse se défendre, quitte à le détruire en le dépréciant sans cesse et en niant durablement son existence.

De là vient cette équivalence *réelle* entre haine et perversion, qui pousse patientes et patients (même complètement athées) à employer des qualificatifs très spécifiques sur ce qu'ils perçoivent lorsque ces forces de déstructuration, de destruction et de déshumanisation sont à l'œuvre : enfer, diable, mal, envoûtement, fascination, séduction. Quant à leurs effets, ils décrivent comment ils se sentent confondus, décentrés, déplacés, déportés, déstabilisés, enlisés, happés, médusés, sidérés, etc.

Il n'y a plus de place pour la perversion lorsqu'il n'y a plus de participation à ses rouages et à ses mécanismes. Ce refus d'y prendre part s'acquiert lentement, patiemment, après de

nombreuses prises de conscience désagréables, voire doulou-
reuses, de très fortes angoisses, auxquelles la jouissance
faisait barrage, et la traversée des dépressions, jusqu'alors
masquées par toutes sortes d'activismes, enfin lâchés.

Sortir de la perversion, ou refuser d'y entrer, est aussi
accepter de s'oublier, pour un temps, et de s'effacer devant
l'autre. Francis Pasche parlait d' « antinarcissisme[1] » ; il
voyait juste. « La seule façon d'être au monde, c'est
d'aimer... Le désir est une révolte permanente contre la
mort[2]. »

---

1. F. PASCHE, *L'Antinarcissisme*, 1964.
2. Propos du neurobiologiste Jean-Didier Vincent, diffusé sur Radio
   Classique, le 6 novembre 2009.

Bibliographie

Nicolas ABRAHAM, Maria TOROK, *L'Écorce et le Noyau,* Flammarion, 1987.

Maurice BELLET, *Le Dieu pervers*, Desclée de Brouwer, 1998.

Véronique BERGER, *Les Dépendances affectives*, Eyrolles, 2007.

Marie-Claude DEFORES, Yvan PIEDIMONTE, *La Constitution de l'être*, Bréal, 2009.

Alberto EIGUER, *Le Pervers narcissique et son complice*, Dunod, 1996.

Sándor FERENCZI, *Confusion de langue entre les adultes et l'enfant*, Payot, 2004.

Sigmund FREUD, *Inhibition, symptôme, angoisse*, PUF, 1999.

Sigmund FREUD, *Trois Essais sur la théorie sexuelle*, Gallimard, 1987.

Sigmund FREUD, *Névrose, psychose et perversion*, PUF, 1974.

Sigmund FREUD, *La Vie sexuelle*, PUF, 1969.

Sigmund FREUD, *Métapsychologie*, Gallimard, 1968.

Wladimir GRANOFF, François PERRIER, *Le Désir et le Féminin*, Aubier, 1991.

Françoise HÉRITIER *et al.*, *De l'inceste*, Odile Jacob, 2000.

Masud KHAN, *Figures de la perversion*, Gallimard, 1981.

Joyce MCDOUGALL, *Éros aux mille et un visages*, Gallimard, 1996.

Joyce MCDOUGALL, *Plaidoyer pour une certaine anormalité*, Gallimard, 1979.

Sophie de MIJOLLA-MELLOR, *Le Plaisir de pensée*, Dunod, 1992.

Claude NACHIN, *La Méthode psychanalytique*, Armand Colin, 2004.

Francis PASCHE, *À partir de Freud,* Payot, 1969.

Paul-Claude RACAMIER, *L'Inceste et l'Incestuel*, Éditions du Collège, 1995.

Laure RAZON, *Énigme de l'inceste*, Denoël, 1996.

Harold SEARLES, *L'Effort pour rendre l'autre fou*, Gallimard, 1977.

Robert J. STOLLER, *L'Imagination érotique telle qu'on l'observe*, PUF, 1989.

Donald W. WINNICOTT, *La Nature humaine*, Gallimard, 1990.

Composé par *Style Informatique* (*www.style-info.com*)

N° d'éditeur : 4066

Dépôt légal : juin 2010
Imprimé en Allemagne par BoD